Frick-Baer · Baer

Trauma

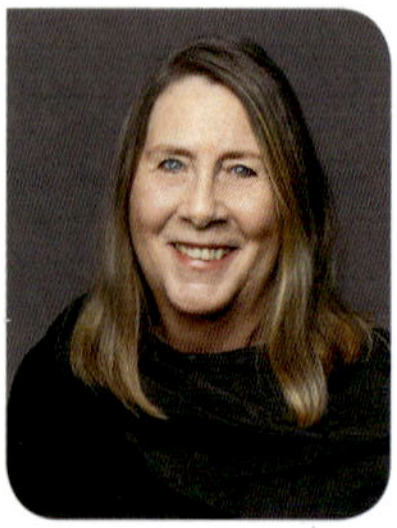

Dr. phil. Gabriele Frick-Baer ist Diplom-Pädagogin, promovierte Erziehungswissenschaftlerin, Heilpraktikerin für Psychotherapie, Kreative Leib- und Traumatherapeutin in Praxis und Ausbildung, Mitbegründerin und -entwicklerin der Zukunftswerkstatt *therapie kreativ*, Vorstandsmitglied der Stiftung Würde und wissenschaftliche Leiterin der Kreativen Traumahilfe. Sie hat eine Studie zum Thema »Trauma: Am schlimmsten ist das Alleinsein danach« durchgeführt, war an vielen weiteren Praxis- und Forschungsprojekten beteiligt und hat zahlreiche Bücher geschrieben. Mehr erfahren Sie unter: www.baer-frick-baer.de.

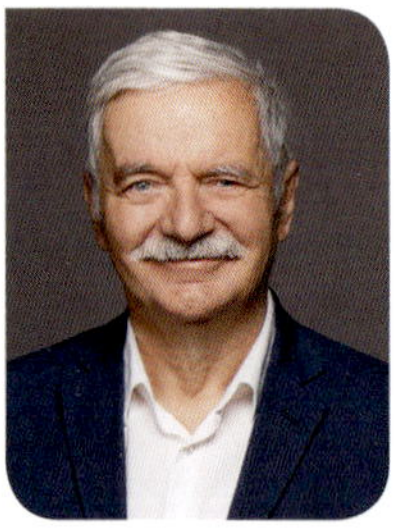

Dr. phil. Udo Baer ist Diplom-Pädagoge, promoviert in Gesundheitswissenschaften, Heilpraktiker für Psychotherapie, Kreativer Leib- und Traumatherapeut, Mitbegründer und Wissenschaftlicher Berater der Zukunftswerkstatt *therapie kreativ* und wissenschaftlicher Leiter des Instituts für soziale Innovationen (ISI) sowie Vorsitzender der Stiftung Würde. Er hat zahlreiche Bücher publiziert, ist an mehreren Forschungs- und Modellprojekten beteiligt und als Referent aktiv. Er betreibt den Blog »Trauma und Würde«. Seit vielen Jahren widmet er sich dem Thema »Trauma«, zu dem er viele Fragen von Betroffenen und Angehörigen erhält, woraus die Idee zu diesem Buchprojekt entstanden ist. Mehr erfahren Sie unter: www.baer-frick-baer.de, www.trauma-und-wuerde.de und kinderwuerde-udo-baer.de.

Dr. phil Gabriele Frick-Baer · Dr. phil. Udo Baer

Trauma

Die 99 wichtigsten Fragen und Antworten aus der therapeutischen Praxis

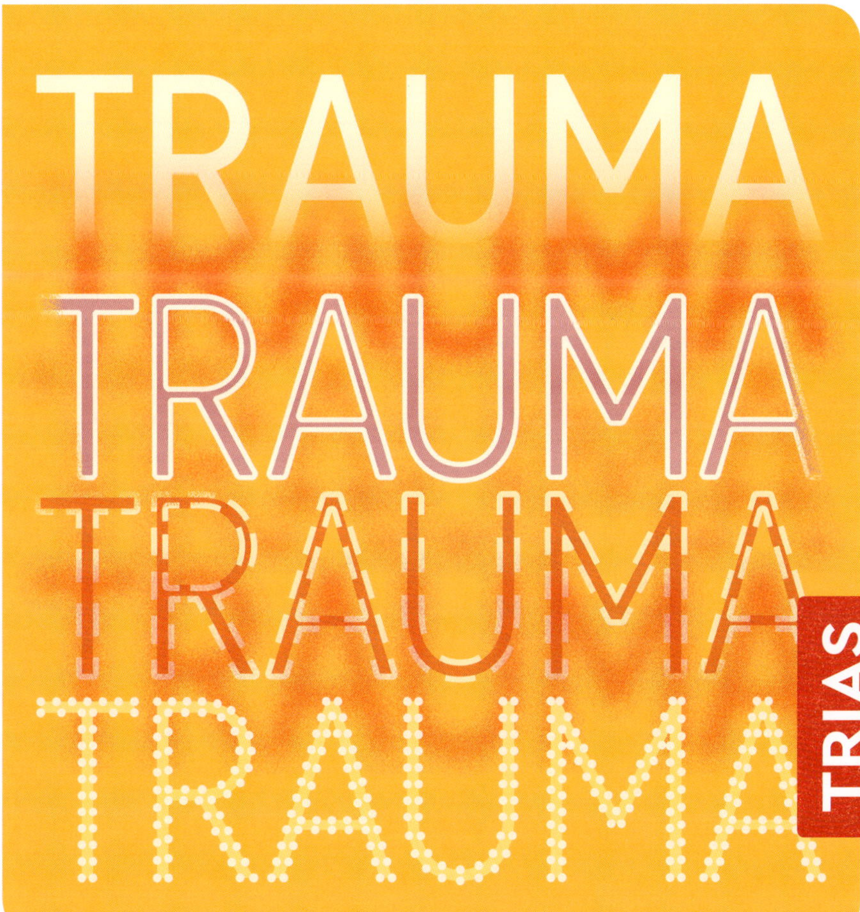

TRIAS

Vorwort

Den Anfang eines Buches, dessen Anliegen es ist, 99 Fragen rund um das Thema »Trauma« zu beantworten, mit einer Triggerwarnung zu versehen, ist wahrscheinlich unnötig – dennoch möchten wir sie in aller ernsthaften Zugewandtheit zu Ihnen, liebe Leser*innen, aussprechen. Wir versichern, dass wir versucht haben, neben der Fülle an Informationen die Betroffenheit der Menschen, die Traumata erlebt und an den offenen und versteckten seelischen Wunden gelitten haben oder leiden, in unsere Ausführungen einzubeziehen und ihr Beachtung zu schenken. So gut wir es vermögen.

Beispiele und Zitate, die vom Erleben und den Aussagen traumatisierter Menschen erzählen, haben wir manchmal zum besseren Verständnis eingefügt. Dabei haben wir uns bemüht, die Intimität dieser Personen zu wahren und ihre Würde weder durch eine Schilderung des Schreckens noch durch eine Banalisierung ihres Leides zu verletzen. Dass wir die Angaben zu ihrer Person anonymisiert und abgewandelt haben, versteht sich von selbst.

Seit fast 40 Jahren begegnen wir in unserer pädagogischen und therapeutischen Praxis traumatisierten Menschen und haben im Laufe der Jahrzehnte von jedem und jeder einzelnen von ihnen gelernt, was es heißt, an diesen Erfahrungen zu leiden UND Auswege und Bewältigungsstrategien zu entwickeln, die das physische und psychische Überleben sichern und die Sehnsucht nach einem guten Leben wachhalten. Ihre Kraft und Kreativität, die Gestaltung ihres Lebens (wieder) in die eigene Hand zu nehmen, hat unsere Hochachtung. Unser Anliegen mit diesem Buch ist es, zu ihrem Selbstverständnis beizutragen als einem Schritt auf diesem Weg, ebenso wie zum Wissen und zum Verständnis der Lebensumwelt traumatisierter Menschen. Dabei wenden wir uns auch an Angehörige und an all die anderen, die ein Interesse daran haben, Menschen, denen durch traumatisierende Taten Verletzungen zugefügt worden sind, auf ihrem Weg zu begleiten und sie dabei zu unterstützen, dass die zugefügten Wunden verheilen und vernarben können.

Da viele Menschen nach ihren traumatischen Erfahrungen und Ereignissen verstummt sind bzw. zum Verstummen gebracht worden sind, versuchen wir seit mehr als 20 Jahren, ihnen eine öffentliche Stimme zu geben, durch Schreiben, Vorträge, Fortbildungsangebote und Forschungsprojekte und -studien. Die Erste, die uns in Deutschland dankenswerterweise mit der Beschreibung von Traumafolgen nach sexueller Gewalt – und damit mit dem Begriff »Trauma« – vertraut gemacht hat, war Judith Herman. Sie hat für uns den Grundstein gelegt für die Sichtweise, die wir seither konsequent weiterverfolgt haben: die Perspektive auf das Erleben traumatisierter Menschen.

Unsere Parteilichkeit gilt den traumatisierten Menschen und allen, die mit ihnen leiden. In den letzten Jahren ist das Thema Trauma und Traumafolgen mehr in der breiten Öffentlichkeit wahrgenommen worden. Das ist gut so und wir danken allen, die dazu beitragen haben und sich weiterhin dafür einsetzen. Und es reicht noch nicht. Sexuelle Gewalt in Internaten und kirchlichen Institutionen, Traumatisierungen durch Flutkatastrophen und in Bundeswehreinsätzen sind nur die Spitze des Eisbergs. Wir wollen mit diesem Buch einen Beitrag leisten, Betroffene, Angehörige und alle interessierten Menschen zu unterstützen.

Ihre Dr. Gabriele Frick-Baer, Ihr Dr. Udo Baer

Basiswissen

Traumata sind so individuell wie die Menschen, die sie erleiden; dennoch gibt es Kriterien, mögliche Folgen und Gemeinsamkeiten im Erleben, die hier dargestellt werden.

Trauma und Traumafolgen

Ein Trauma ist eine Verletzung, die existentiell bedrohlich ist, die in der aktuellen Situation nicht zu bewältigen ist und die nachhaltige Folgen haben kann.

1 Was ist ein Trauma?

Das Wort Trauma stammt aus dem Griechischen und bedeutet übersetzt »Wunde«. In der Medizin werden in der Regel schwere körperliche Verletzungen mit nachhaltigen Folgen als Traumata bezeichnet. In diesem Text liegt der Schwerpunkt auf den seelischen und sozialen Wunden, die dem Menschen zugefügt wurden und sein Erleben und Leben nachhaltig beeinflussen. Wir wollen an dieser Stelle die Frage beantworten, wann solche Wunden ein Trauma sind.

Zunächst einmal: Nicht jede Wunde ist ein Trauma. Wer sich in den Finger schneidet, wer mehr oder minder verzweifelt nach seinem verlorenen Schlüssel sucht und vor seiner Wohnungstür steht oder wer vielleicht von anderen Menschen missverstanden oder ignoriert wird, kann weinen oder sich ärgern, in angstvolle Erregung geraten oder sich verletzt fühlen. Das kann Schmerzen hervorrufen und als Kränkung erlebt werden, muss aber noch keine Erfahrung sein, die mit dem Begriff »Trauma« angemessen bezeichnet wäre. Damit eine Wunde zu einem Trauma wird, bedarf es dreierlei Kriterien.

Traumakriterium: Gefühl der existenziellen Bedrohung

Erstens muss sich ein Mensch durch die Verletzung, die ihm zugefügt wird, existenziell bedroht fühlen. Es geht um Sein oder Nicht-Sein. Es geht um das grundlegende persönliche Selbstverständnis, die eigene Identität im körperlichen und seelischen Sinne. Wenn Menschen beschossen oder vergewaltigt werden, wenn sie aus ihrer Heimat vertrieben werden oder bei einem Unglück in Lebensgefahr geraten, ist davon auszugehen, dass die meisten Menschen diese Erfahrungen als existenziell bedrohlich erleben. Die meisten Menschen, doch nicht alle. Denn immer spielt ein subjektiver Faktor, das subjektive Erleben des einzelnen Menschen und seine gegenwärtige Lebenssituation, dabei eine Rolle. Es geht nicht nur um das Ereignis, sondern darum, wie das Ereignis auf einen Menschen wirkt, wie sehr er sich existenziell in seiner Integrität und Identität bedroht fühlt.

Traumakriterium: Die Erfahrung lässt sich aktuell nicht bewältigen

Das zweite Kriterium – das sich ebenfalls durch seine Subjektivität auszeichnet – besteht darin, dass die erworbenen und gewohnten individuellen Fähigkeiten des betroffenen Menschen, die traumatische Erfahrung zu bewältigen, nicht ausreichen. Einige Beispiele dazu:

Ein*e Lokomotivführer*in in Deutschland lebt mit dem hohen Risiko, ein traumatisches Ereignis zu erleben. Er oder sie tötet, ohne es verhindern zu können, in seinem/ihrem Berufsleben im statistischen Durchschnitt 1,6 Menschen, die sich in selbstmörderischer Absicht auf die Gleise legen oder vor eine Lokomotive werfen. Manche der Lokführer*innen sind danach nie mehr in der Lage, Zug zu fahren oder eine Lokomotive zu steuern. Andere können dieses traumatische Ereignis abschütteln und bewältigen und nach kurzer Zeit wieder ihrem Beruf nachgehen. Wiederum andere wissen und spüren, dass sie therapeutische und andere Hilfe und Unterstützung brauchen, um diese Wunde psychisch zu überleben.
Die Reaktion auf das gleiche Ereignis ist also unterschiedlich. Das »Wie« der Reaktion, ihr Ausmaß und ihre Heftigkeit, hat nichts mit gutem Willen oder Anstrengungen der betroffenen Menschen zu tun, sondern mit ihren Lebenserfahrungen und ihrer Lebensumwelt, mit den Bewältigungsstrategien, die sie entwickeln konnten, und ihrer Konstitution.

Ein Kind, das demütigende (sexuelle) Gewalt und perfide Erniedrigung erfährt und damit in seiner Identität und Unversehrtheit existenziell bedroht ist, wird diese traumatische Erfahrung nicht »bewältigen« können, ohne zutiefst verstört und seelisch überfordert zu sein. Gerade Kinder und Jugendliche reagieren generell besonders intensiv aufgrund ihrer Abhängigkeit von machtvollen Anderen und konnten ihre individuellen Bewältigungsstrategien noch wenig etablieren.

Manche Erfahrungen, die »auf den ersten Blick« und in der Beurteilung anderer nicht als Trauma bewertet werden, können dennoch subjektiv als Trauma erlebt werden. Der Verlust eines Arbeitsplatzes kann für manche Menschen verletzend sein, aber Kräfte freisetzen, sich eine bessere und andere Arbeit zu suchen. Andere Menschen sind froh, dass sie nach einer Kündigung eine Weile arbeitslos oder endlich den Chef oder die Chefin los sind, über die sie sich schon lange geärgert haben. Doch eine Kündigung und der Verlust des Arbeitsplatzes kann auch traumatisches Erleben hervorrufen: zum Beispiel dann, wenn die Arbeit für eine Person ihr »Ein und Alles« und zentraler Bestandteil ihrer Identität ist, also dessen, was sie in ihrer Selbstwahrnehmung als Mensch ausmacht. Wenn sie dann noch so tut, als ob alles in Ordnung und »wie immer« sei, und der Familie diesen Verlust verheimlicht, dann bedroht diese Selbstverleugnung diese Person existenziell. Denn ihre familiären und sozialen Beziehungen drohen darüber immer brüchiger zu werden und ihre Einsamkeit wird sowohl seelische als auch körperliche Folgen haben und sie krank machen. Die Chance liegt darin, dass sie irgendwann merkt, dass diese Bewältigungsstrategie sie immer weiter ins Unglück führt, und sie sich anderen Menschen anvertraut und sich ihrer Unterstützung versichert.

Auch hier wird deutlich, dass das subjektive Erleben, die Bedeutung, die einem Ereignis zugemessen wird, auch beeinflusst, wie ein betroffener Mensch es bewältigen kann. Noch einmal soll hier betont sein: Für den Umgang mit vielen Ereignissen können die individuelle Kraft der Menschen, ihre Resilienz und ihre Widerstandsfähigkeit noch so groß sein, sie können dennoch nicht zu ihrer Bewältigung ausreichen – sie wirken wie ein Trauma, wie eine existenzielle Bedrohung und rufen entsprechende Folgen hervor.

Traumakriterium: Nachhaltige Folgen im Erleben und Leben

Der dritte Faktor, der eine schmerzliche, verletzende Erfahrung zu einem Trauma werden lässt, besteht darin, dass ein traumatisches Ereignis nachhaltige Folgen im Erleben und im Leben eines Menschen hat. Bei vielen Menschen zeigen sich die Folgen sofort, bei anderen erst nach Wochen, Monaten oder Jahren.

Viele Menschen, die traumatische Erfahrungen machen mussten, reagieren sofort darauf und es zeigen sich unterschiedliche Symptome (dazu später). Doch bei anderen verzögert sich die Reaktion. Sie sind oft erst innerlich erstarrt und versuchen, irgendwie zu funktionieren, um »durchzukommen«, um zu überleben. Dann brechen wie bei dem Kind die grauenvollen Erfahrungen erst zu einem späteren Zeitpunkt auf. Oft geschieht dies dann, wenn wieder ein halbwegs sicherer Boden unter den Füßen der Person oder der Familie besteht.

» *Ein Trauma ist eine Verletzung, die existentiell bedrohlich ist, die in der aktuellen Situation nicht zu bewältigen ist und die nachhaltige Folgen hat bzw. haben kann.* «

Verzögerte Traumareaktion

Der achtjährige H. ist mit seiner Familie aus den nördlichen Gebieten des Irak geflüchtet. Als er mit seiner Familie in Österreich ankommt, sind zunächst einmal alle froh, die Flucht bewältigt zu haben. Nach einigen Aufenthalten in Flüchtlingslagern und vielen bürokratischen Erledigungen findet die Familie eine Wohnung, der Vater einen Arbeitsplatz, und H. kann in die Schule gehen. Dort lernt er die deutsche Sprache. Er hat vorher schon ein paar Brocken Englisch aufgeschnappt und wird nun langsam sicherer in den Begegnungen mit der fremden Welt. Doch nach einigen Wochen beginnt er sich zurückzuziehen, wacht nachts weinend auf und fängt an einzunässen.

2 Was sind die Monster der Entwürdigung?

Würde ist keine Eigenschaft, die einem Menschen anhaftet durch seine Geburt, seine Leistung, Vermögen, Religionszugehörigkeit oder andere Faktoren. Die Würde des Menschen ist unteilbar und gilt für alle Menschen. Sie muss immer wieder neu geschaffen werden durch würdigende Erfahrungen.

Doch wir Menschen machen auch immer wieder Erfahrungen, die uns entwürdigen. Traumatische Erfahrungen sind eine solche Entwürdigung. Wir beschreiben die wichtigsten Entwürdigungserfahrungen, die für einen Menschen existenziell bedrohlichen, traumatisierenden Charakter haben können, mit dem Bild der »Fünf Monster der Entwürdigung«:

Das erste Monster der Entwürdigung ist die Gewalt

Wenn Menschen Gewalt erfahren, sind sie verletzt, erleben sie Schmerzen, körperliche wie seelische. Bei offenen Gewalterfahrungen wie Schlägen, sexualisierter Gewalt oder anderem ist dies offenkundig. Ebenso ist die stille Gewalt zu berücksichtigen, die Gewalt, die durch Blicke, zynische, niedermachende Worte, durch Jähzorn, Gesten oder andere Handlungen hervorgerufen wird. Auch diese Gewalt kann verletzen und traumatisches Erleben hervorrufen.

Das zweite Monster der Entwürdigung besteht in der Beschämung

Die »natürliche Scham« ist nützlich. Sie hilft uns Menschen, dass wir das, was uns kostbar ist, was zu unserer Intimität und zum engen Bereich unserer Persönlichkeit gehört, schützen.

Wenn wir davon etwas preisgeben, ist es uns peinlich. Wir schämen uns. Diese natürliche Scham ist der Wächter unserer Intimität. Sie ist uns eigen. Doch daneben gibt es die Beschämung, die sich zunächst einmal ähnlich wie die natürliche Scham anfühlt. Die Beschämung kommt nicht von innen, sondern von außen. Sie reißt die Intimität eines Menschen in die Öffentlichkeit. Sie entblößt Menschen und gibt sie abwertend preis. Bei sexueller bzw. sexualisierter Gewalt ist dies immer der Fall. Die intimen Schutzgrenzen der betroffenen Menschen werden missachtet und durchbrochen. Auch andere Beschämungen können entwürdigen.

Wiederholte Beschämungserfahrungen

» *Frau F. ist damit groß geworden, dass ihr immer vorgeworfen wurde, sie sei zu laut, zu dick, mal auch zu schlau. Oft hörte sie, sie sei zu empfindlich – immer war sie nicht richtig, immer war sie falsch. Als sie sich endlich »zu einem Niemand« gemacht hatte, wie sie es ausdrückte, zu einer Person, die so tat, als sei sie gar nicht da, erfuhr sie als junge Erwachsene massives, perfide-gewalttätiges Mobbing, das sie zutiefst verletzte und gegen das sie sich nicht wehren konnte. Denn diese sie in ihrem Erleben existenziell bedrohende Beschämungserfahrung fiel auf den Boden der vorherigen Beschämungserfahrungen und hatte entsprechende massive Folgen.* «

Das dritte Monster der Entwürdigung zeigt sich in Erniedrigungen

Wenn Menschen Gewalt erfahren, die traumatische Folgen haben, dann wird ihr Nein, ihr Stopp nicht gehört. Sie werden erniedrigt. Auch wenn sie existenziell beschämt werden, werden ihre Grenzen verletzt und sie fühlen sich nicht wert, geachtet zu werden.

Die Erniedrigung kann viele Gesichter haben. Immer verletzt sie die Würde eines Menschen, vor allem, wenn sie wiederholt und dauerhaft erfahren werden muss. Viele Menschen sind als Kinder und Jugendliche mit der erniedrigenden Gewissheit aufgewachsen, zu dumm, zu egoistisch, zu dick, zu dünn, zu empfindlich, zu rücksichtslos, zu wild, zu still, zu unattraktiv, zu hübsch, zu tollpatschig, auf jeden Fall etwas »zu …« zu sein. Diese erfahrenen Erniedrigungen setzen sich im Selbstbild eines Menschen oft fest und können vor allem dann, wenn sie sich im Lebensverlauf aktualisieren und wiederholen, dramatische Folgen für das Leben und Erleben eines Menschen haben.

Das vierte Monster der Entwürdigung ist die Leere

Damit meinen wir nicht das Bedürfnis nach Leere, das wir vielleicht zu Beginn eines Urlaubs oder am Wochenende verspüren, wenn wir uns danach sehnen, »ganz« abzuschalten. Wir meinen die Leere, wenn wir nicht gesehen und gehört werden, wenn unsere Hilfegesuche nicht erwidert werden, wenn wir »abgeschüttelt« oder zu einem Niemand gemacht werden, wenn wir mit dem, was wir von anderen Menschen wünschen und wollen, ins Leere gehen. Auch dann entsteht bei vielen betroffenen Menschen das Gefühl, es nicht wert zu sein, beachtet zu werden und auch ernst genommen zu werden. Diesem Monster der Entwürdigung begegnen viele Menschen in traumatischen und vor allem nach traumatischen Ereignissen (davon später mehr).

Als fünftes Monster der Entwürdigung kommen Atmosphären dazu

Giftige Atmosphären: Wer in einer Atmosphäre lebt, in der die einzelnen Menschen keine Verantwortung für sich und ihr Handeln übernehmen, sondern immer alle anderen daran schuld sind, was passiert, dann macht dies klein und entwürdigt. Kinder zum Beispiel, die in ihrer Familie Gewalt und sexualisierte Gewalt erleben, werden oft für schuldig erklärt, weil sie böse oder verführerisch oder Ähnliches seien – sie bekommen nicht nur eine Schuld zugewiesen für die verbrecherischen Taten anderer, denen sie ohnmächtig ausgeliefert sind, sondern sind auch noch einer zerstörerischen Atmosphäre ausgesetzt, die sich als »normal« tarnt. Auch Atmosphären der Angst, der Verzweiflung, der Tabuisierungen, der Kälte können giftig sein und entsprechende Auswirkungen haben.

Die Monster der Entwürdigung müssen nicht zu traumatischen Erfahrungen führen, vor allem dann nicht, wenn sie nur einmalig auftreten und sie subjektiv nicht als schwerwiegend bewertet werden. Doch in vielen Situationen, in denen sie auftreten und ihre Wirkung zeigen, werden sie von vielen Menschen als traumatische Erfahrungen erlebt. Oft kommen diese Monster der Entwürdigung nicht allein daher, sondern werden miteinander kombiniert. Ihnen gemeinsam ist, dass der Wert eines Menschen missachtet wird. Das Wort Würde entstammt dem Wort »Wert«. Der Wert eines Menschen ist nicht objektiv vorhanden oder irgendwie messbar. Wir Menschen spüren unseren Wert, wenn wir von anderen Menschen gewürdigt werden und auch wenn wir andere würdigen. Wert und Würdigung gehören zusammen. Die Abwertung eines Menschen ist Entwürdigung. Traumatische Erfahrungen entwürdigen.

3 Welche unmittelbaren Reaktionen treten auf?

Prinzipiell stehen uns menschlichen Wesen vier unmittelbare Reaktionsmuster auf existenzielle Bedrohungen zur Verfügung. Traumaexpert*innen haben sie in den »Vier F« – fight, flight, freeze, fragment – kategorisiert bzw. zusammengefasst.

Das erste F: fight/kämpfen Wenn ein Mensch existenziell bedroht wird, zum Beispiel von einem »Säbelzahntiger« der heutigen Zeit, ist einer seiner unmittelbaren möglichen Impulse zu kämpfen. Die Erregung steigt, sein Blutdruck fördert die Durchblutung der Muskulatur und der lebenswichtigen Organe.

Das zweite F: flight/fliehen Ein zweiter möglicher Impuls besteht darin zu fliehen. Wenn man nicht gegen eine Bedrohung kämpfen kann, um das Überleben zu sichern, ist es sinnvoll und notwendig zu fliehen.

Das dritte F: freeze/erstarren, einfrieren Wenn Menschen eine bedrohliche Situation erleben, in der sie sich einer »höheren Gewalt« oder menschlichen Macht ohnmächtig ausgeliefert fühlen, ist ein häufiger Impuls zu erstarren. Wenn es ihnen weder möglich ist zu kämpfen noch zu fliehen, frieren die Menschen gleichsam ihre Lebendigkeit ein und erstarren.

Das vierte F: fragment/spalten Wenn Menschen einer existenziellen Bedrohung ausgesetzt sind, die unaushaltbar ist, dann ist eine Bewältigungsstrategie des Organismus, diese zu überleben, das Bewusstsein zu fragmentieren, in verschiedene Teile zu spalten, abzuspalten und zu dissoziieren.

»Zuständig« für diese 4 F, diese spontanen und unbewussten Reaktionen, ist die Amygdala (Mandelkern), ein Areal des Gehirns, das einer Mandel ähnelt und deshalb danach benannt ist. Dieses System im Gehirn hat sich in den frühesten Zeiten der Menschheitsentwicklung ausgebildet, um das Überleben gegen die archaischen Bedrohungen durch Säbelzahntiger, wie gerne beispielhaft angeführt wird, zu sichern. Heute hat das Wissen um dieses System, auch in Verbindungen mit den anderen Systemen, besondere Bedeutung für das Verständnis menschlicher Reaktionen auf Bedrohungen und insbesondere auf traumatische und traumatisierende Erfahrungen. Die Amygdala ist im Gehirn dafür zuständig, Gefühle mit den Erfahrungen zu verknüpfen und vor allem alle Erfahrungen unmittelbar und unkontrollierbar auf existenzielle Bedrohungen zu überprüfen. Wenn ein Mensch schon einmal traumatische Erfahrungen gemacht hat, ist der Mandelkern besonders aktiv und im besonderen Maße wachsam.

Das Abspalten und Fragmentieren des Bewusstseins ist eine Notwehrmaßnahme genauso wie das Erstarren, wenn es weder möglich ist zu fliehen noch zu kämpfen. Erstickt der Impuls zu fliehen oder zu kämpfen in der Erfahrung der Wirkungslosigkeit und Ohnmacht, so wird auch diese Situation als unaushaltbar erlebt und die Menschen reagieren darauf mit Erstarrung oder Fragmentierung. Das ist nicht nur menschlich und verständlich, sondern auch ein notwendiger Schutz zum Bewältigen oder Überleben der traumatischen Situation, des traumatischen Schreckens. Schwerwiegende Folgen für das Erleben und Leben der Menschen haben diese unmittelbaren Reaktionsmuster auf traumatische Erfahrungen, wenn sie anhalten und zu dauerhaften Begleitern der betroffenen Menschen werden.

4 Welche anhaltenden Folgen sind möglich?

Die häufigste Folge nach einer traumatischen Erfahrung besteht darin, dass die betroffenen Menschen verstört sind oder von anderen als verstört erlebt werden. Manche sagen, sie seien völlig durcheinander oder stünden neben sich, sie seien »durch den Wind« oder »verpeilt« … Welches Wort man wählt, ist zweitrangig.

Die existenzielle Bedrohung des Menschen durch ein traumatisches Ereignis wirft die betroffenen Menschen zunächst einmal aus der Bahn. Die Selbstverständlichkeit ist ebenso dahin wie die Selbstgewissheit des Denkens, Fühlens und Handelns. All das muss sich neu sortieren und vor allem einen neuen Boden finden. Und das braucht Zeit und Unterstützung.

Die nachhaltigen Folgen einer traumatischen Erfahrung können so unterschiedlich sein, wie es die Menschen sind. Analog zu den 4 F, wie wir sie in der vorherigen Frage-Antwort beschrieben haben, ergeben sich allerdings oft vier prinzipiell mögliche, anhaltende Muster, wie Menschen auf Situationen, die sie als bedrohlich erleben, reagieren. Ohne jetzt hier den Zusammenhang genauer erklären zu wollen – das tun wir in Frage-Antwort 11 (Seite 31) –, zeigt sich bei einigen Opfern traumatisierender Bedrohung und Gewalt eine dauerhaft hohe Aggressionsbereitschaft, bei anderen eher die Tendenz, sich zurückzuziehen, bei wieder anderen wiederholt sich das leidvolle Erleben zu erstarren oder zu dissoziieren.

Dauerhaft hohe Aggressionsbereitschaft

» *Wenn ich mich überfordert fühle, zum Beispiel mit irgendetwas am Computer nicht zurechtkomme oder meinen Einkaufszettel nicht finde, dann bin ich so schnell sehr aufgeregt, dass ich leicht aggressiv werde. Das sagen mir zumindest meine Kinder. Ich könnte dann aus der Haut fahren und um mich schlagen und weiß gar nicht, warum. Denn der Anlass gibt das gar nicht her.*

Rückzugstendenz

Ich habe mich danach lange nicht mehr aus dem Haus getraut, zumindest nicht allein. Jetzt ist das besser geworden, aber ich bin immer noch vorsichtig. Ich gucke immer, ob da jemand ist, der mir unheimlich vorkommt. Und ich versuche, mich zwischen Leuten zu halten oder gar nicht erst allein auf die Straße zu gehen.

Erstarrung

Eine Lehrerin berichtet von ihren Schülerinnen und Schülern: »Ich habe mehrere Kinder in der Klasse, die traumatisiert sind. Letztens gab es einen großen Knall. Ich weiß gar nicht, was da passiert war. Entweder ist eine große Platte heruntergefallen oder eine Tür hat geknallt. Es war jedenfalls im Klassenraum zu hören. Die Kinder, die aus dem Krieg geflohen waren, sind sofort erstarrt. Nein, zwei haben sich sofort unter dem Tisch versteckt und blickten so umher, als ob sie eigentlich auch von da fliehen wollten. Aber die anderen sind erstarrt. Sie saßen vollkommen regungslos wie eine Statue da, hatten einen ganz starren Blick ins Leere und haben nur noch so flach geatmet, dass ich bei ihrem Anblick ganz erschrocken bin.«

Dissoziation

Als ich als Kind vergewaltigt wurde, habe ich gedacht, das bin gar nicht ich. Ich habe gemeint, ich wäre die Fliege, die auf der Wand sitzt und sich das von außen anguckt. Das war nicht ich. Das konnte ich nicht gewesen sein, dem das passiert. Und heute noch passiert es mir, dass ich aus mir heraustrete.

Weitere mögliche Traumafolgen

Ohne Anspruch auf Vollständigkeit seien hier noch einige weitere über die vier F hinausreichende Folgen erwähnt.

Träume und (innere) Bilder: Viele Menschen, die ein traumatisches Erlebnis erfahren mussten, träumen immer wieder auf ihre eigene Art und Weise, manchmal offen und manchmal »verschlüsselt« davon, am Abgrund zu stehen oder in ein schwarzes Loch zu fallen.

Traumatisierte Kinder malen ihre Bedrohungen und erlebten Abgründe häufig sehr real. Existenzielle Bedrohungen, die in Abbildungen, Träumen oder in inneren Bildern erscheinen, begleiten häufig den

Wachzustand und können immer wieder aufploppen.

Träume von Katastrophen

Ein Mann erzählt: »Ich träume oft von Katastrophen. Mal bin ich in Stalingrad. Ein anderes Mal bin ich in der U-Bahn und neben mir sitzt – und das weiß ich ganz genau – ein Selbstmordattentäter. Dass ich da sehr unruhig schlafe und immer wieder aufwache, können Sie sich vorstellen. Und auch, dass mich diese Bilder und vor allem diese Stimmung den ganzen Tag begleiten.«

Dauererregung: Eine existenzielle Bedrohung zu erfahren, ist extrem aufregend. Diese Aufregung bleibt bei vielen Menschen auch in der Zeit nach dem traumatischen Ereignis bestehen. Das ist abhängig davon, ob und wie sie in dieser Zeit aufgefangen werden. Die Aufregung zeigt sich in einer anhaltenden Dauererregung oder darin, dass Erregungsschübe sehr schnell aufflammen und über den Anlass hinaus von den Menschen gleichsam Besitz ergreifen.

Schlafstörungen: Die hohe Erregung führt häufig zu Schlafstörungen. Manche Menschen können nicht einschlafen. Andere wachen nachts auf oder schrecken plötzlich im Schlaf empor.

Ängste: Die traumatisierende existenzielle Bedrohung macht Angst. Deshalb sind Ängste eine häufige Folge. Hinzu kommen andere Gefühle wie Schrecken, Misstrauen und mehr (Seite 58).

Verletztes Selbstwertgefühl: Eine traumatische Erfahrung schädigt und verletzt das Selbstwertgefühl. Sie ist entwürdigend für die betroffenen Menschen und hat nahezu immer Folgen für deren Selbstwertschätzung. Sie werden unsicherer und in ihren Meinungen und Haltungen zumindest unbeständig.

Minderwertigkeitsgefühl

*Eine Frau erzählt: »Ich habe beruflich Erfolg und werde von meinen Kolleg*innen als kompetent und taff und sehr selbstbewusst angesehen. Und ich schaffe auch meinen Alltag gut. Doch oft wache ich frühmorgens gegen 4 oder 5 Uhr auf und denke, ich bin ein Fake. Ich tue nur so, als ob ich wer wäre. Da steckt doch gar nichts dahinter. Ich kann doch gar nichts. Und ich habe große Angst, dass die anderen dahinterkommen, dass ich eigentlich eine Mogelpackung bin. Und dann muss ich mir wieder klarmachen, dass das eben auch nicht stimmt. Aber dieses Minderwertigkeitsgefühl bringt mich manchmal echt zur Verzweiflung.«*

Vermeidungsverhalten: Manche Menschen mit traumatischen Erfahrungen versuchen, alles zu vermeiden, was sie an die traumatisierende Situation erinnern könnte. Dieses Verhalten ist eine im Grunde verständliche und »gesunde« Konsequenz bzw. Bewältigungsstrategie, weil es schützt und ein Ausdruck von Vorsicht ist. Allerdings leiden die Menschen daran, dass der Schutz nie vollständig sein und sie sich nie in Sicherheit wiegen können, weil es schlichtweg unmöglich ist, allen eventuell bedrohlichen und verletzenden Situationen auszuweichen, wenn man am sozialen Leben noch teilhaben will. In jedem Fall schränken sich durch das Vermeidungsverhalten die Lebensmöglichkeiten je nach Ausmaß und Ausprägung mehr oder weniger ein und können bis zum vollständigen Rückzug und zur Vereinsamung führen.

Betäubtes Angstgefühl: Es gibt auch Opfer traumatisierender Gewalt, die das Gegenteil als Folge des Ereignisses leben: Sie begeben sich immer wieder unbewusst und ungewollt in gefahrvolle Situationen und spüren gar keine Angst und wiederholen damit scheinbar die bedrohliche Situation. Dies ist ein Ausdruck davon, dass die Angst als Gefühl der Vorsicht und Bremse so stark war, dass sie erstorben ist und betäubt wurde. Viele traumatisierte Menschen stürzt diese Verhaltensweise, wenn sie sie an sich beobachten, in Selbstzweifel und Verzweiflung. Deshalb ist es zum Selbstverständnis so wichtig, um diese Traumafolge zu wissen und Hilfe zu suchen, diese erstarrten Gefühle wiederzubeleben.

5 Was sind Besonderheiten bei sexualisierter Gewalt?

Erfahrungen sexueller Gewalt erschüttern die Menschen in ihrer Unversehrtheit und in ihrem Selbstverständnis. Ihr Nein wird nicht gehört, ihre Wehrhaftigkeit wird gebrochen oder ihre Wehrlosigkeit ausgebeutet. Sie werden von den Täter*innen nicht als Subjekt mit der jedem Menschen, jeder Person zustehenden Würde respektiert, sondern als ihnen zur Verfügung stehendes Objekt behandelt.

Bevor sich die Begriffe sexuelle oder sexualisierte Gewalt für diese Taten und Erfahrungen in der traumatherapeutischen Literatur und Praxis durchsetzten, wurden solche Erfahrungen als Missbrauch oder sexueller Missbrauch bezeichnet. Von dieser Formulierung ist man – wenn auch weitgehend noch nicht in der medialen und gesellschaftlichen Öffentlichkeit – sinnvollerweise abgekommen, weil sie unterstellt, dass das »Gebrauchen« eines anderen Menschen wie das eines Werkzeuges zulässig sei. Die Begriffe »sexuelle« bzw. »sexualisierte Gewalt« betonen, dass diese Taten in erster Linie Gewalt sind. Sie sprechen das an und legen offen, was diesen Menschen gewaltsam angetan worden ist, und stellen damit die Macht- und Ohnmachtsverhältnisse klar. Sexuelle oder sexualisierte Gewalt ist – und da ist der Begriff des Missbrauchs angemessen – immer ein Machtmissbrauch, die Gewalt eines/einer Mächtigeren an einem ihm/ihr Ausgelieferten. Und sie ist ein Vertrauensmissbrauch, besonders folgenschwer dann, wenn die sexuelle Gewalt in der Familie oder anderen nahen Bezügen und Beziehungen stattgefunden hat oder stattfindet.

Sexuelle oder sexualisierte Gewalt zielt auf die sexuelle Identität und Integrität eines Menschen. Sexuelle Identität ist untrennbar mit der Identität eines Menschen verwoben, ist mehr als eine Säule, ist mehr als ein Teil der Person, ist das, was der Person ureigen ist. Insofern entfaltet sexuelle Gewalt ein hohes Zerstörungspotenzial auf die Intimität, weil sie eine größtmögliche Demütigung und Beschämung bedeutet, die in der Folge prägenden Einfluss auf das Selbstverständnis, das Selbstwertgefühl und die Beziehungen zu anderen Menschen und zur Lebensumwelt hat. Die natürliche Scham als Wächterin des Intimen, des Ureigensten eines Menschen, wird gewaltsam verletzt. Durch diese Grenzverletzung büßt die natürliche Scham an Regulationskraft ein, nicht nur in den alltäglichen Begegnungen, sondern – und das wird oft als besonders leidvoll erlebt – in den sexuellen Begegnungen danach. Erwünschte intime Begegnungen leben in besonderem Maße von dem Vertrauen, die eine Person einer anderen schenkt, und vom Pulsieren zwischen Kontrolle und Hingabe, zwischen Schamhaftigkeit und Schamlosigkeit, eben von der ganzen Klaviatur der Lebendigkeit, die in der Folge traumatischer Erfahrungen gefährdet ist.

So unterschiedlich, wie wir Menschen sind, so unterschiedlich sind auch die Folgen und Reaktionen jeder einzelnen Person auf ihre sexuellen Gewalterfahrungen. Dennoch lassen sich einige Tendenzen und Auswirkungen auf das Sexualleben aufzeigen, auch wenn sie grundsätzlich identisch sind mit den bereits in den vorherigen Fragen-Antworten-Kapiteln aufgezeigten Folgen traumatisierender, existenziell verunsichernder Erlebnisse:

Manche Menschen versuchen, sexuelle Begegnungen zu vermeiden, und leiden oft darunter, dass sie sich zu keiner anderen Bewältigungsstrategie befähigt fühlen. Andere sind scheu und in besonderer Weise schamhaft, weil ihre Scham als Wächterin der Intimität, die von den Täter*innen gewalttätig missachtet wurde, in ihrer Funktion verunsichert ist. Wieder andere spüren ihre Schamgrenzen aufgrund ihrer Verletzungen nicht mehr und sind dadurch gefährdet, sich durch die Art und Weise ihrer sexuellen Aktivitäten selbst zu schädigen.

Die allermeisten Menschen mit sexuellen Gewalterfahrungen, die wir bisher in unserer therapeutischen und pädagogischen Praxis kennengelernt haben, hatten eine tiefe Sehnsucht nach dauerhaften Partnerschaften und einer erfüllten Sexualität. Von ihnen wissen wir, dass sexuelle Gewalt in all ihren Ausprägungen und unabhängig davon, wie es juristisch benannt und bewertet wird, ein Verbrechen ist und gegen die Menschenwürde und die Menschenrechte verstößt. Und unabhängig davon, ob sie sich deutlich als Gewalttat gegenüber Schwächeren offenbart hat, systematisch als Kriegswaffe eingesetzt wurde und wird oder sich perfide verkleidet hat, zum Beispiel als Liebe gegenüber Kindern.

Für Opfer sexualisierter Gewalt und auch für deren Partner*innen ist es wichtig zu verstehen, dass sexualisierte Gewalt, auch wenn sie in erster Linie eine Gewalterfahrung ist, Auswirkungen auf den intimsten Bereich ihrer Partnerschaft, die Sexualität, haben kann. Ebenso, dass und wie diese traumatischen sexuellen Erfahrungen auf andere Bereiche ihrer Partnerschaft, die scheinbar nicht im unmittelbaren Zusammenhang stehen, aber dennoch konfliktträchtig sind, einwirken können. Es ist wichtig, dies zu beachten und sich mit den Partner*innen darüber auszutauschen, damit das entwürdigende Monster der sexuellen Gewalt an Kraft und Einfluss verliert.

6 Was sind Besonderheiten bei Naturkatastrophen?

Für seelische Traumafolgen gilt, dass sie in der Regel umso weniger nachhaltig sind, je weniger die traumatischen Erfahrungen unmittelbar von Menschen verursacht worden sind.

Bei Naturkatastrophen ist dieser Zusammenhang offenkundig. Die existenzielle Bedrohung durch Blitzeinschläge, Feuer, Überschwemmungen oder andere Naturgewalten, die Plötzlichkeit und Unausweichlichkeit, mit der sie die Menschen überfällt, erschüttert Menschen in ihrem Gefühl der Unverletzlichkeit und Unversehrtheit und bringt sie in existenzielle Nöte. Zum aktuellen Zeitpunkt des traumatisierenden Geschehens spielt der Gedanke, dass andere Menschen für diese Not ursächlich verantwortlich sein könnten, in den meisten Fällen der unmittelbaren Bedrohung keine Rolle. Da gilt alle Konzentration zunächst ausschließlich dem Überleben und Retten. Doch auch hier, in dieser überaus verletzlichen Situation, können andere Menschen durch ihre Art der Kommunikation und des würdigenden bzw. (unbedacht) entwürdigenden Umgangs in ihrer Unterstützung bzw. in ihrer unterlassenen Hilfeleistung eine große Bedeutung gewinnen.

Was in der existenziell bedrohlichen Situation zunächst nicht der Verantwortlichkeit und Tätlichkeit von Menschen zugeschrieben wurde, verändert sich oft in der Beurteilung danach: Denn auch bei Naturkatastrophen sind fast immer in irgendeiner Weise Menschen beteiligt. Der Klimawandel ruft solche Unglücke hervor. Warnungen erfolgen zu spät. Vorsorgemaßnahmen wurden versäumt und viele andere menschliche Beteiligungen an Naturkatastrophen sind feststellbar, auch wenn die Natur nie ganz zu zäh-

Gefangen in der eigenen Not

» *Eine alte Frau wohnt in einem Haus, das wie die ganze Gegend überschwemmt wurde. Sie rettete sich ins Obergeschoss, hat eine Dachluke geöffnet und winkt Helfer*innen. Sie weint und ruft um Hilfe. Die beiden Helfer in dem Boot können sie nicht aus dem Haus befreien, da das Boot mit einer Familie voll beladen ist. Sie rufen ihr zu, dass sie wiederkommen. Doch die alte Frau ist verzweifelt und fühlt sich im Stich gelassen. Einer der Helfer ist verständlicherweise ebenfalls völlig überfordert und ruft zurück: »Stellen Sie sich nicht so an! Ich habe doch gesagt, dass wir wiederkommen!«*

Die Frau wird eine halbe Stunde später gerettet und betreut. Der Helfer hat Wort gehalten, er hat sie nicht im Stich gelassen, er hat sie gerettet. Und dennoch – der Satz: »Stellen Sie sich nicht so an!« hat sich in ihr eingefräst. Sie wiederholt später immer wieder: »Ich stelle mich doch nicht an. Ich stelle mich doch nicht an. Ich habe doch nichts getan …« Sie war in der Folge kaum noch durch Mitgefühl und Hilfe erreichbar – so »eingebunkert« war sie in ihre Gedankenwelt, so erstarrt in ihrer persönlichen Katastrophe. «

men ist und auch nicht sein wird. Das belastet die Opfer. Vor allem aber werden sie belastet, und das nachhaltig, wenn sie von Hilfskräften oder anderen beteiligten Menschen unwirsch oder verletzend behandelt werden und sich in der weiteren Folge zum Beispiel von Gesellschaft, Politik und Justiz im Stich gelassen oder betrogen und verraten fühlen.

Besonderheiten bei Unfällen

Bei Unfällen ist die Bedeutung menschlichen Verhaltens noch offensichtlicher. Hier geht es sehr schnell um Schuldzuweisungen. Wer hat den Unfall verursacht? Wer ist dafür verantwortlich? Für die Würdigung des traumatischen Ereignisses und Erlebens und für Mitgefühl für alle Beteiligten ist da oft nur wenig Platz und Raum. Selbst wenn sich diese Frage nach Schuld oder Verantwortung nicht stellt, kann ein nicht würdigender Umgang ein Trauma hervorrufen oder verstärken.

Auch im folgenden Beispiel (Seite 24) wird in der späteren therapeutischen Begleitung der Frau deutlich, wie sehr sie die Art dieser Äußerung, die sie in dieser Situation des Schreckens und in ihrer Identifikation mit den Unfallbeteiligten als würdelos und mitleidslos empfand, selbst verletzt hat und wie intensiv dadurch das Traumaerleben verstärkt wurde. Eine Person, die angesichts eines traumatischen Ereignisses, dessen Zeugin sie ist, erstarrt, kann nicht so

Verstärkung der Co-Traumatisierung durch eine verletzende Äußerung

» *Eine Frau fährt über die Autobahn. Einige Autos vor ihr, auf der Spur neben ihr, gibt es einen Unfall, dessen Zeugin sie wird. Sie selbst kann rechtzeitig bremsen, wie alle anderen Fahrer*innen neben, vor und hinter ihr. Sie ist nicht direkt ins Unfallgeschehen einbezogen, muss aber die Schreckensbilder der Bergung und Rettung eines offensichtlich Schwerverletzten mitansehen. Davon wird sie co-traumatisiert, und das stark. Als die Unfallstelle geräumt ist, kommt ein Polizist und will die wartenden Autos um die ehemalige Unfallstelle herumleiten, damit sich der Stau auflöst. Als die Frau in ihrem Auto nicht schnell genug reagiert, fährt der Polizist sie an: »Nun fahren Sie doch endlich!«* «

schnell wie sonst in anderen Situationen reagieren. Und dieser Mensch ist besonders empfindsam und verwundbar, auch wenn das Außenstehende, die den Folgen von Co-Traumatisierungen keine Achtung und Beachtung schenken wollen, unverständlich und übertrieben vorkommen mag. Solche vielleicht unbedachten, aber verletzenden Äußerungen haben dann besonderes Gewicht.

» *Um es noch einmal zusammenzufassen: Auch wenn wir beobachtet haben, dass im Allgemeinen die seelischen Traumata durch Unfälle und Naturkatastrophen schneller und besser heilen als offensichtlich von Menschen gemachte Entwürdigungen und Traumatisierungen, so spielen doch die Erfahrungen, die in diesen Situationen mit Menschen gemacht werden, eine wesentliche Rolle, im Guten wie im Schlechten.* «

7 Was sind Besonderheiten bei Cybermobbing und Stalking?

Cybermobbing und Stalking haben einige Gemeinsamkeiten: Sie können Menschen jeden Alters und ohne traumatische Vorerfahrungen und Krisen treffen. Selbst die bis zu dem Zeitpunkt der Erfahrungen mit Cybermobbing und Stalking »wohlbehüteten« Kinder, Jugendlichen und »starken« Erwachsenen sind oft dem böswilligen, gewalttätigen und demütigendem Ansturm auf ihre Identität und Integrität meist hilflos ausgesetzt. Cybermobbing und Stalking werden als Terror erlebt und sind – das muss der Einordnung halber gesagt werden – psychischer und physischer Terror.

Cybermobbing kann traumatisierend wirken

Cybermobbing beinhaltet, dass eine Person durch Lügen, Beleidigungen, Verleumdungen, Schikanen und andere negative Äußerungen »fertiggemacht« wird. Das trifft besonders Jugendliche, aber nicht nur. Nach einer Studie von 2016 sind 8 % der Jugendlichen zwischen 12 und 19 Jahren schon einmal Opfer von Cybermobbing geworden. Die zutiefst verstörenden und manchmal zerstörerischen Folgen für das Erleben und Leben von erwachsenen Opfern wie Rechtsanwält*innen, Ärzt*innen, Politiker*innen, Journalist*innen konnte man den öffentlich zugänglichen Nachrichten in den Medien entnehmen.

Opfer von Cybermobbing zu sein, kann traumatisieren. Es kann die Identität der Menschen gefährden, die gerade bei Jugendlichen oft eine Internet-Identität ist, und als existenzielle Bedrohung erlebt werden. Die Möglichkeiten, das Cybermobbing als Herausforderung, als Reifungsprozess oder Ähnliches zu bewältigen, reichen meist nicht, zumindest wenn die betroffenen Menschen damit allein bleiben, wenn sie sich zurückziehen oder aber in ihrer offensiven Art, Hilfe, Schutz und Unterstützung zu verlangen, im Stich gelassen werden. Und es hat nachhaltige Folgen.

Auch Stalking kann zu einer Traumatisierung führen

Stalking beinhaltet, dass Menschen verfolgt werden, meistens und besonders nachhaltig auch von denjenigen, die dem Menschen vorher besonders nahe waren. Die Erfahrung von Stalking bedeutet, den Schrecken in sich zu tragen, jederzeit plötzlich »überfallen« werden zu können, nirgendwo sicher sein zu können vor Niedertracht und tätlichen Angriffen, vor jedweder Art von Grenzverletzungen wie nächtlichen Anrufen, Beeinflussung und Belästigung von Freund*innen, Bedrohungen und Demütigung von Familienangehörigen u. Ä. mehr. Menschen werden aus ihrer gewohnten und vertrauten Umgebung, ihrer Welt, »hinausgestalkt«.

Stalking und Cybermobbing können also eine existenzielle Bedrohung sein und als solche erlebt werden. Alle Kriterien für eine folgenreiche Traumatisierung können erfüllt sein. Das ist wichtig zu wissen, um damit angemessen umgehen zu können. Das gilt nicht nur für die direkten persönlichen Begegnungen und Beziehungen zwischen Menschen, sondern auch für Mobbing im Internet und in sozialen Medien. Menschen, die Cybermobbing und Stalking erfahren, müssen sich der gesellschaftlichen Übereinkunft und Erkenntnis gewiss sein können und sich von ihr getragen fühlen, dass die Gesellschaft die Täter*innen als Täter*innen be- und verurteilt. Das ist die Voraussetzung dafür, sich als Opfer von Cybermobbing und Stalking zu trauen, nach Hilfe zu suchen, sodass die an ihnen interessierten Angehörigen oder begleitenden Personen sie wirksam unterstützen können.

Hauptprobleme bei Cybermobbing

Die Hauptprobleme bei Cybermobbing bestehen darin, dass

- die Erniedrigungen meist anonym erfolgen (was bei Stalking, wenn es in der realen Welt stattfindet, durchaus auch anders sein kann, bei dem aber trotzdem die Täter*innen dem »Zugriff« der Opfer immer wieder entgleiten können),
- es schwierig ist, im Internet und in den sozialen Medien etwas zu löschen, und dadurch auch in der Zeit nach der Hochphase der Angriffe das Damoklesschwert über den Betroffenen schwebt und jederzeit wieder niedersausen kann,
- die betroffenen Menschen sich oft von einer Welle der Bedrohung, Angst und Gewalt überflutet fühlen.

Entscheidende Hilfe, wenn jemand Cybermobbing und/oder Stalking ausgesetzt ist, liegt darin, dass der betroffene Mensch nicht meint, damit allein fertigwerden zu müssen. Das kann nach menschlichem Ermessen nicht gelingen.

Sofort-Tipps für Betroffene (zum Beispiel Jugendliche) von Cybermobbing

- Sperre die Verursacher*innen aus deinen Medien aus.
- Sprich mit anderen darüber, hole Hilfe: Eltern, Freund*innen, Lehrer*innen ...
- Informiere dich im Internet über Hilfsangebote.
- Dokumentiere das, was über dich verbreitet wird (mit Datum ausdrucken, Screenshots ...). Das meiste ist strafbar. Du kannst Anzeige erstatten, wenn jemand dein Bild oder Lügen verbreitet. Selbst wenn du nicht Strafanzeige erstatten willst, weil dir die Kraft dazu fehlt oder aus welchen Gründen auch immer, sollst du wissen, dass es die anderen sind, die strafbare, menschenverachtende Taten begehen. Es liegt nicht in deiner Person begründet. Cybermobbing trifft wahllos. Auch wenn die mobbenden Täter*innen so tun, als läge es an irgendwelchen Besonderheiten deiner Persönlichkeit oder an irgendwelchen Taten oder Verhaltensweisen, die sie dir zuschreiben.
- Suche Unterstützung in Beratungsstellen. Sie haben sicher Erfahrung und können dir bei der Bewältigung dieser schweren Krise beistehen.

Weiterer Tipp für Menschen, die gestalkt werden

Für Menschen, die von Stalking in der »realen« Welt betroffen sind, gelten die gleichen Hinweise mit einer Ergänzung zum ersten Sofort-Tipp: Lass dich/lassen Sie sich nicht vertreiben aus Ihren sozialen Medien, aus Ihren sozialen Kontakten. Wählen Sie aus und lassen Sie sich stärken von denjenigen, die wissen und ernst nehmen, in welcher Situation Sie sind, denen Sie vertrauen können und die Ihnen mit Mitgefühl und konkreten Taten zur Seite stehen. Die Ihnen Sicherheit und Schutz vermitteln, so gut sie es vermögen.

» *Um es noch einmal zu betonen: Der wichtigste erste Schritt, den Betroffene tun können, um sich aus den traumatischen Verstrickungen des Cybermobbings und des Stalkens zu lösen, ist, die Scham und Scheu zu überwinden, die traumatisches Erleben nun mal als Folge mit sich bringt, und sich anderen anzuvertrauen und um Hilfe zu bitten. Ansonsten gelten für sie die gleichen Unterstützungs- und Hilfs-Notwendigkeiten wie für alle traumatisierten Menschen.* «

8 Was sind Besonderheiten bei Kriegserfahrungen?

Viele Menschen, die mit Traumata leben und leben müssen, haben die existenziellen Bedrohungen in Kriegen erlebt. Dazu zählen die Menschen der Generationen, die den Zweiten Weltkrieg unmittelbar erlebt haben als Erwachsene, Jugendliche oder als Kinder oder Säuglinge. Dazu zählen viele Menschen, die in den Bürgerkriegen des ehemaligen Jugoslawiens gelitten haben oder die als Flüchtlinge aus den Kriegen in Afghanistan, Syrien, im Irak oder anderen Regionen nach Deutschland, Österreich oder in die Schweiz und andere europäische Staaten gekommen sind. Und dazu zählen die Menschen, die vor dem Angriffskrieg der russischen Regierung gegen die Ukraine fliehen und sich zu retten versuchen. Solche Kriegserfahrungen können sehr langfristige, nachhaltige Folgen haben.

Lebenslange Auswirkungen von Kriegstraumata

» *Eine ältere Frau konnte nur mit Angstschweiß über ein freies Feld gehen, vor allem, wenn die freie Fläche aus bewirtschafteten Ackerfeldern bestand. Sie war als Kind 1944 oft auf die Felder gegangen, um dort Kartoffeln einzusammeln, die nach der Ernte auf dem Boden liegen geblieben waren, damit die Familie sich ernähren konnte. Dabei wurde sie zweimal von Tieffliegern beschossen. Der Schrecken ist immer noch verknüpft mit der Erfahrung freier Felder, vor allem Ackergebiete. Auch noch 60 Jahre später …* «

Im Krieg herrschen kollektive Angst, Bedrohung und Lebensgefahr

Kriegstraumata haben die Besonderheit, dass von dem Schrecken und all den traumatisierenden Erlebnissen (fast) alle Menschen in der Lebensumwelt des Einzelnen mehr oder minder betroffen sind. Dadurch erleben einerseits viele Menschen unmittelbar Zusammenhalt und Solidarität, was sie das Erleben aushalten und überleben lässt, andererseits haben Kriegstraumata oft besonders intensive Wirkungen und Nachwirkungen, da die Anspannung der Menschen in Kriegssituationen extrem hoch ist und war. Die Angst, die Spannung, die Lebensgefahr bestimmt die gesamte Atmosphäre. Sie wird zum Alltag und zur Selbstverständlichkeit. Wer abends, wenn er ins Bett geht, sich nicht auszieht, sondern angezogen bleibt und einen Notfallkoffer neben dem Bett stehen hat, um schnell bei Sirenenalarm in den Keller gehen zu können, wird nicht ruhig und entspannt schlafen können. Wer immer wieder Angst haben muss vor Hubschraubern, die Menschen beschießen oder bombardieren, wird sich auch bei den Geräuschen eines Rettungshubschraubers fürchten.

Die Bedrohungsatmosphäre ist oft nicht greifbar, nistet sich aber im Erleben von Menschen, die Kriege erlebt haben, ein. Das gilt auch und insbesondere für Kinder, für sehr kleine Kinder, die dem Krieg ausgesetzt sind und waren und die noch keine Worte dafür hatten und haben. In sie, das zeigen die Aussagen von »späteren« Erwachsenen, hat sich diese Atmosphäre eingehaust. Das zeigen die Erfahrungen derjenigen, die in Deutschland den Zweiten Weltkrieg erlebt haben. Und das zeigen die Erfahrungen der aus Kriegsgebieten nach Mitteleuropa geflüchteten Menschen.

Eingehauste Bedrohungsatmosphäre

» *Eine Frau, die als junges Mädchen den Beschuss von Sarajewo erleben musste, ist auch 30 Jahre danach nicht davon abzubringen, dass sie immer ganz nah an Häuserwänden entlanggeht, wenn sie durch die Straßen läuft. Häuserwände boten Schutz. Offen auf dem Bürgersteig oder gar auf der Straße zu gehen, war lebensgefährlich.* «

Zerrissene Familien und beständige Sorge um fehlende Familienmitglieder

Eine weitere Besonderheit ist noch bemerkenswert. Im Krieg werden fast die meisten Familien auseinandergerissen. Männer werden eingezogen, Frauen müssen vielleicht in der Fabrik arbeiten, um andere Arbeitskräfte zu ersetzen, Kinder werden vor Bombardierungen in Sicherheit gebracht oder in vermeintlich sichere Gebiete zu Verwandten geschickt oder auch zu Fremden. All dies fördert und verstetigt die Sorge um andere Menschen. Unter denjenigen, die aus dem Krieg in der Ukraine geflohen sind oder fliehen, kommen in Österreich und Deutschland vor allem Kinder und deren Mütter oder Großmütter an. Männer dürfen, wenn sie nicht drei Kinder unter 18 Jahren haben, das Land nicht verlassen und werden zum Dienst als Soldat oder für Hilfstätigkeiten im Krieg eingezogen (Stand Oktober 2022). Diese Trennung verstärkt die Sorge um die anderen Familienmitglieder oft ins Unermessliche, auf allen Seiten, bei allen Beteiligten. Jeden Tag versuchen die betroffenen Menschen dann, alle Kontaktmöglichkeiten zu finden und zu nutzen, um Verbindungen zueinander herzustellen, zwischen den geflüchteten und den zurückgebliebenen Menschen, die sich umeinander sorgen, ob sie noch leben, wo sie gerade sind, wie es ihnen geht, ob sie an dem Ort, wohin sie geflüchtet sind, in Sicherheit sind, wie sie auf beiden Seiten ihre Ohnmacht »überleben« können, was sie tun können …

9 Ist ein Trauma eine Krankheit?

Diese Frage verdient unserer Meinung nach als Antwort sowohl ein klares Nein als auch ein klares Ja. Es kommt auf die Perspektive an.

Zunächst zum Nein

Ein Trauma ist ein Ereignis, das Menschen überfordert und erschüttert. Darauf mit den beschriebenen unmittelbaren und anhaltenden Folgen zu reagieren, ist ein überlebenswichtiger Impuls. Wer existenziell bedroht wird, hat den Impuls zu kämpfen, zu fliehen oder sich zu verstecken. Das sind normale, menschliche Reaktionen und keine »kranken« Bewältigungsstrategien. Sie sind insofern gesund. Diese Haltung: Traumafolgen sind eine gesunde Reaktion auf eine ungesunde Situation, ist im Kern eine wichtige Einsicht für diejenigen, die unter Traumafolgen leiden. Und sie zu vermitteln, ist eine wesentliche Aufgabe für diejenigen, die traumatisierte Menschen unterstützen. Wenn traumatisierte Menschen Unterstützung bekommen, wenn sie gehalten und gefördert werden, wenn sie darin begleitet werden, sich wieder aufzurichten, wenn auch die Gesellschaft die Menschen, die traumatischen Schaden zufügen, verurteilt und bestraft – dann können Traumafolgen sich abmildern und heilen. Leider gibt es diese Unterstützung immer noch zu wenig.

Und nun zum Ja

Ganz gleich, wie lange die Bewältigung eines Traumas dauert – in diesem Prozess leiden die Menschen. Dieses Leiden ähnelt dem Leiden an einer Krankheit, der man sich ausgeliefert fühlt. Viele Opfer sexualisierter Gewalt zum Beispiel haben nicht nur Schmerzen, wie sie unmittelbar von der Gewalttat herrühren, sondern auch solche, wie sie von anderen Krankheiten hervorgerufen werden können. Deshalb ist der Schluss, dass eine Traumaerfahrung als solche eine Krankheit sei, manchmal subjektiv, vom Erleben her, naheliegend. Doch richtig ist, dass sich manche Trauma*folgen* wie eine Krankheit anfühlen und oft krank machen können und deshalb auch einer würdigen und würdigenden Behandlung bedürfen. Dazu gehört die Anerkennung, dass das Traumaereignis und das Traumaerleben selbst keine Krankheit sind, sondern, besonders im Fall der Gewalttaten, eine menschenverachtende Erfahrung des Ausgeliefertseins und der folgenschweren Kränkung, die es verdient, als Krankheitserleben ernst genommen und »behandelt« zu werden.

Die Traumaerfahrung kann dazu führen, dass sich die Opfer als Außenseiter*innen und Ausgestoßene fühlen oder dass sie Schuldgefühle entwickeln. Dies kann den Rückzug aus sozialen Kontakten verstärken und das Selbstwertgefühl zusätzlich schwächen. Umso wichtiger ist es, nicht nur für die betroffenen Menschen, sondern ebenso für ihre Lebensumwelt und das gesamte Helfer*innen- und Gesundheitssystem, zu erkennen, dass die Reaktionen traumatisierter Menschen wie Flucht, Aggressivität oder Erstarrung zunächst einmal sehr sinnvolle Reaktionen auf eine unaushaltbare Situation waren und sind. Das Problem sind nicht diese Reaktionen, sondern dass sie, wenn Hilfestellung unterbleibt, sich chronifizieren, also dauerhaft das Verhalten beeinflussen können. Deshalb braucht es Unterstützung und Hilfe, damit aus ursprünglich sinnvollen Reaktionen keine leidvollen Prozesse entstehen bzw. sie sich nicht verstetigen können. In diesem Sinne ist es dringend vonnöten, dass das Gesundheitssystem die physischen und psychischen Folgen von Traumata und damit die Behandlungsnotwendigkeit mit weitaus größerer Selbstverständlichkeit als zurzeit anerkennt und die Kosten trägt. Und das dann gerne unter dem Label »Krankheit«, im Verbund mit all den anderen Hilfseinrichtungen, die für kranke und sozial gekränkte Menschen zuständig sind.

10 Kann eine Krankheit ein Trauma verursachen?

Ja. Das kann sie. Nicht jede Krankheit, aber Krankheiten, die existenziell bedrohlich sind, können die Menschen erschüttern und nachhaltige Wirkungen hervorrufen. Manche Erkrankungen konfrontieren Menschen mit der Frage von Leben oder Sterben und überfordern sie in der konkreten, oft sehr schwächenden Situation. Oft geschieht das plötzlich und unerwartet.

Traumafolgen können dann ähnliche sein wie die nach Traumata, die durch andere Ereignisse verursacht wurden. Viele fühlen sich ausgeliefert und aus dem bisherigen Leben geworfen. Es treten oft Trigger auf, Szenen aus dem Krankenhaus blitzen manchmal Jahre später wieder auf. Wenn im Fernsehtatort eine Intensivstation gezeigt wird, beginnt das Herz zu rasen. Verunsicherung und Ängstlichkeit können zu Wegbegleitern werden. Solche und andere Folgen können die Menschen noch lange Zeit begleiten. Wenn die körperlichen Wunden verheilt sind, können die seelischen noch schmerzen.

Nicht zu unterschätzen und zu vergessen sind der Einfluss anderer Menschen der Auswirkungen auf das Erleben einer Krankheit als Trauma hat: die Art, wie die Diagnose mitgeteilt wird, ob man Mitgefühl erfährt oder mit dem Schrecken alleingelassen wird, ob man wahr- und ernst genommen und durch den Krankheits- und Gesundungsprozess hindurchgeführt wird, ob man sich als Mensch und Patient*in entmündigt oder gewürdigt fühlt. Wie bei anderen Traumata kommt es auch hier darauf an, dass die traumatisierten Erkrankten ihren Schmerz teilen können, dass sie nicht allein bleiben und Unterstützung erfahren.

11 Wie funktioniert das Traumagedächtnis?

Zunächst einmal ist wichtig zu verstehen, dass wir Menschen über mehrere Gedächtnissysteme verfügen. Die beiden wichtigsten sind das kognitive oder auch explizit genannte Gedächtnis, das für Daten, Fakten, Reihenfolgen, Zeitraster und Ähnliches zuständig ist. Daneben existiert das Gedächtnis des Erlebens, Leibgedächtnis oder implizites Gedächtnis genannt, mit dem sich Menschen vor allem an emotionale Erfahrungen, an Körpererleben, an wichtige soziale Begegnungen und Ähnliches erinnern.

Eine Traumaerfahrung ist eine Erfahrung des Erlebens. Und das in erster Linie! Wenn Menschen existenziell bedroht sind, erschrecken oder erstarren sie, beginnen sie zu zittern oder versuchen zu fliehen. All das sind Aspekte des Erlebens, die im Leibgedächtnis, also im impliziten Gedächtnis, gespeichert werden und erhalten bleiben. (»Leib« kommt vom mittelhochdeutschen »lib« und meint den erlebenden Menschen.)

Der Mandelkern übernimmt das »Kommando«

In der Antwort auf die Frage 3 (Seite 16) wurde schon der Mandelkern erwähnt. Das ist ein kleines neuronales System im Gehirn innerhalb des limbischen Systems, das für die Be- und Verarbeitung von Gefühlen zuständig ist. Der Mandelkern ist vor allem verantwortlich für die Verknüpfung von Gefühlen, insbesondere von Angst, mit Situationen, die erinnert werden. Seine Funktion besteht vor allem darin, und das ist im Hinblick auf das Traumagedächtnis wesentlich, alle Erfahrungen des Menschen daraufhin zu überprüfen, ob eine existenzielle Bedrohung vorliegt. Ist dies der Fall, übernimmt der Mandelkern gleichsam das »Kommando«. Er schüttet Hormone aus, erhöht den Blutdruck, um den Blutkreislauf durch die inneren Organe und die Muskulatur zu verstärken (um besser fliehen oder kämpfen zu können). Neben vielen anderen Reaktionen verringert er auch manche Aktivitäten des Menschen einschließlich von Teilen seines Gehirns. Im Moment des Traumaereignisses tritt das kognitive Gedächtnis in den Hintergrund, während die emotionalen Aktivitäten, vor allem die Angst und Aggressivität, in den Vordergrund treten. Wenn Menschen nach einer traumatischen Erfahrung sich also nicht mehr an das Datum oder den genauen Ablauf des Geschehens erinnern können, dann ist dies diesem Prozess geschuldet. Wenn unsere Vorfahren früher von Säbelzahntigern angegriffen wurden, mussten sie nicht wissen, welches Datum gerade war oder ob der Säbelzahntiger alt oder jung war. Sie mussten kämpfen oder fliehen. Dieser Mechanismus bestimmt auch heute noch das Traumagedächtnis.

Einige weitere Besonderheiten kommen hinzu

- Wenn ein Mensch traumatische Erfahrungen erleben musste, wird die Amygdala konditioniert und trainiert. Sie achtet besonders auf Aspekte, die mit dem traumatischen Geschehen in Verbindung stehen, um zu verhindern, dass der betroffene Mensch wieder zum Opfer der existenziellen Bedrohung wird. Wer bei einer Vergewaltigung einen bestimmten Geruch wahrnehmen musste, wird auf diesen Geruch auch bei anderen Situationen mit Anspannung und hoher Erregung reagieren.
- Das Traumagedächtnis arbeitet nicht mit genauer Wiederholung der Sinneseindrücke, die es bei einem Traumageschehen wahrgenommen hat, sondern mit Ähnlichkeiten. Wenn ein Sommergewitter ein Donnergrollen hervorruft, dann kann sich das für Menschen, die Kriegssituationen erlebt haben, ähnlich anhören wie die Geräusche nach einem Bombenabwurf oder bei einem Artilleriebeschuss. Sie werden ähnlich reagieren.
- Für das Traumagedächtnis braucht es Auslöser, Trigger genannt, wie zum Beispiel das Donnern oder den Geruch. Manche Trigger sind identifizierbar, andere nicht. Da traumatische Ereignisse und Situationen ein Vielfaches an Sinneseindrücken und komplexem Erleben bereithalten und außerdem das kognitive Gedächtnis in den Hintergrund tritt oder sich gar ganz aus dem Bewusstsein herauslöst oder abtrennt, können Trigger oft nicht bewusst als solche wahrgenommen werden. Menschen können also auch ohne feststellbare Trigger reagieren, als wären sie wieder in einer traumatischen Situation. Auf ihr Vorhandensein ist allein durch die Reaktionen zu schließen. Darauf vertrauen zu lernen, ist für man-

che traumatisierte Menschen wichtig, da es verhindert, dass sich die Menschen in der »Gewissheit«, »verrückt« zu sein, verlieren.

- Das Traumagedächtnis bewirkt, dass sich die betroffenen Menschen nicht an das frühere Erleben oder die früheren Ereignisse erinnern, wie Menschen sich an den letzten Urlaub erinnern, sondern sie erleben sie, als geschähen sie im Hier und Jetzt.

» *Eine Folge dieser Besonderheit des Traumagedächtnisses besteht darin, dass es den betroffenen Menschen nicht hilft zu sagen: »Das war doch damals.« Oder: »Das ist schon so lange her.« Sie erleben es, als erfolgTe die Bedrohung jetzt, und deswegen braucht ihr Erleben Würdigung und Hilfe und Unterstützung im Hier und Jetzt.* «

Ein Alltagsgeräusch kann ein Trigger sein

» *Eine junge Frau ist eines Abends während einer Straßenbahnfahrt massiv bedrängt und belästigt worden und hat traumatische Folgen davongetragen. Besonders schlimm waren die Momente, die sich in ihrem Erleben endlos hinzogen, als die Straßenbahn eine Kurve nahm, sie dabei gänzlich die Kontrolle verlor und dabei die Räder quietschten. Andere Fahrgäste halfen ihr nicht. Als sie wieder mit der Straßenbahn fährt und das Quietschen vernimmt, erschrickt sie und schaut panisch um sich, als würde sie aktuell wieder bedroht und bedrängt.* «

Erinnerungen werden im Gehirn immer neu geschaffen

An dieser Stelle wollen wir hier noch einen besonderen Aspekt des Traumagedächtnisses ansprechen bzw. die Erkenntnisse in einer Argumentationskette zusammenfassen. Sie hat Bedeutung, wenn erwachsene Menschen, die als Kinder und Jugendliche Opfer sexueller oder sexualisierter Gewalt geworden sind, als Opfer anerkannt werden wollen, zum Beispiel beim Beantragen von Entschädigungen nach dem Opferentschädigungsgesetz. Immer noch wird von ihnen verlangt, dass sie die Taten, die an ihnen begangen wurden, beweisen. Dem liegt der Gedanke zugrunde, dass ein Mensch bzw. sein Gehirn, noch dazu als Kind, zwischen originären Erinnerungen und erlebnisfernen Gedächtnisrepräsentationen unterscheiden könne. Dabei wird die Tatsache, dass das Leibgedächtnis und nicht das kognitive Gedächtnis die entscheidende Instanz ist, außer Kraft gesetzt.

Jede Erinnerung ist eine neuronale Repräsentation. Erinnerungen liegen nicht in irgendwelchen Schubladen, aus denen sie hervorgeholt werden, sondern werden im Gehirn immer neu geschaffen. Dabei verändert sich teilweise immer auch das, was vom früher Gespeicherten in die Erinnerung einfließt. Denn bei jeder Erinnerung fließt Erleben mit ein. Es kann nicht, nie zwischen sogenannten originären Erinnerungen und erlebnisfernen Gedächtnisrepräsentationen unterschieden werden.

Wie wir beschrieben haben, ist die Amygdala als spezieller Teil des limbischen Systems in besonderer Weise für Eindrücke und Erfahrungen, die aktuell oder potenziell existenziell bedrohlich sind, zuständig. Wenn Faktoren auftreten, die für eine solche Bedrohung sprechen, übernimmt die Amygdala das »Kommando« und initiiert verschiedene neuronale, hormonelle und andere biologische Prozesse. Zu denen gehört, dass die kognitiven neuronalen Prozesse einschließlich der kognitiven Erinnerungen reduziert werden zugunsten all dessen, was dem unmittelbaren Überleben dient. Das muss bei allen Gewaltopfern zu Unschärfen kognitiver Erinnerungen führen. Präzise und lückenlose Beschreibungen von Tathergängen sind somit nicht zu erwarten.

Warum »das Gedächtnis« oft erst nach vielen Jahren den betroffenen Menschen selbst die Gewalttaten offenbart, liegt an den unmittelbaren menschlichen Reaktionen auf traumatisches Erleben und an den damit verbundenen existenziellen Schamgefühlen und Ängsten.

12 Was sind Trigger, Flashbacks und Bedeutungsüberhang?

Mit Triggern werden Auslöser bezeichnet, die ein Erleben hervorrufen, das an das Trauma erinnert bzw. sich so anfühlt, als müsste das Trauma erneut erlebt werden. Welche Trigger bei welchen Menschen ein Trauma-Erleben wieder auslösen können, ist unterschiedlich. Die Zahl der möglichen Trigger ist unendlich. Einige Beispiele:

Geräusche als Trigger: In anderen Antworten haben wir schon das Donnern des Gewitters, das sich wie Artilleriebeschuss oder Bombenabwürfe anhört, oder das Knallen einer Tür, das dem Geräusch eines Schusses ähnelt, erwähnt. Ein Beispiel: Eine alte Dame befindet sich im Krankenhaus. Nachts hört sie Geräusche, die sie an Soldatenstiefel erinnern, und gerät in Panik. Die Geräusche wurden durch die schweren Schuhe der Nachtschwester hervorgerufen.

Gerüche und Geschmack: Andere sinnliche Eindrücke wie Gerüche und Geschmack. Der Geruch eines Täters nach einem Rasierwasser oder nach Schweiß kann sich ebenso einprägen wie der modrige Geruch von Kellerräumen, in die sich Menschen in Kriegszeiten flüchten mussten. Auch der Geschmack bestimmter Speisen kann als Trigger wirken.

Kuchengeschmack als Trigger

» *In einer Altenpflegeeinrichtung gibt es am Nachmittag Kaffee und Kuchen. Eine Bewohnerin erstarrt plötzlich, steht auf und will den Raum voller Panik und Angst verlassen. Was war passiert? Als Kuchen wurde ein Mohnkuchen serviert, der der Dame so gut schmeckte, dass er sie an den Mohnkuchen erinnerte, den ihre Mutter in Schlesien gebacken hatte. Mohn war vor dem Zweiten Weltkrieg als Nahrungsmittel in den westlichen Regionen Deutschlands nicht oder kaum bekannt. Er wurde mit den geflüchteten und vertriebenen Menschen aus dem Osten herübergebracht. Der »gute« Geschmack erinnerte die Dame an die glücklichen Tage ihrer Kindheit und war gleichzeitig ein Trigger für das Wiedererleben des Schreckens, hervorgerufen durch den Krieg und die Vertreibung danach.* «

Blicke: Viele Opfer von Gewalttaten, vor allem von sexualisierter Gewalt, wurden »ausgeguckt«. Der Blick eines anderen Menschen kann triggern und die traumatisierende Situation wieder heraufbeschwören.

Stimmen, Tonfall oder Worte: Viele Menschen haben erlebt, dass die traumatisierenden Erniedrigungen, Demütigungen und Gewalttaten durch gewalttätige, laute, schimpfende, verachtende, böseleise Stimmlagen begleitet wurden oder ihnen vorausgingen. Auch bestimmte Sätze können in der aktuellen Situation triggern. Besonders in nahen Beziehungen haben solche Trigger eine oft nicht zu unterschätzende Bedeutung. Streit zwischen Partner*innen zum Beispiel kann ebenso wie eine Liebeserklärung Traumata wiederbeleben.

Dunkelheit: Viele Gewalttaten, insbesondere sexualisierte Gewalt, erfolgten nachts und damit oft in Dunkelheit. Viele Überfälle geschehen nachts. Deshalb kann Dunkelheit für manche Opfer traumatisierender Gewalt ein Trigger sein, der den Schrecken wieder auslöst.

Hilflosigkeit: Wer existenzielle Bedrohungen erleben musste und danach unter Traumafolgen litt und leidet, war in der Situation hilflos. Man war ohnmächtig und ausgeliefert und konnte weder fliehen noch sich zur Wehr setzen. Treten nun neue Situationen der Hilflosigkeit auf, kann dies das Trauma-Erleben wieder reaktivieren. Hilflos kann man sich zum Beispiel fühlen, wenn man krank ist oder im Krankenhaus auf die Hilfe anderer angewiesen ist.

Überraschungen: Viele Gewalttaten, die zu Traumata führten, waren für die Betroffenen überraschend. Nicht alle, aber sehr viele. Deshalb sind für manche Menschen Überraschungen Trigger. Sie versuchen, Überraschungen zu vermeiden. Aber das gelingt nicht und kann nicht gelingen.

Unvorhergesehenes als Trigger

» *Der Ehemann begrüßt am frühen Abend seine Frau und sagt: »Komm. Lass uns mal hinsetzen. Ich muss dir was Wichtiges erzählen.« Für die Frau ist dies überraschend. So kennt sie ihren Mann nicht. Ihr Mann will ihr von seiner Beförderung erzählen und sie zu einem gemeinsamen Essen einladen. Doch bevor er davon berichten kann, ist die Frau schon erschrocken und ruft: »Was ist passiert? Ist es etwas Schlimmes?!« Für sie sind Überraschungen verknüpft mit schlimmem Erleben.* «

Plötzliche Schmerzen: Körperliche Empfindungen und Gefühle, die nicht kontrollierbar sind und sich »wie aus dem Nichts« bemerkbar machen, können Trigger sein. Die bei einer Wanderung plötzlich schmerzende Achillessehne kann einen Menschen triggern und in Panik versetzen, weil sie ihn nicht nur an den Moment der Verletzung und des Schmerzes erinnert, sondern ihn auch die Verlorenheit und Hilflosigkeit während des langen Wartens auf Hilfe wiedererleben lässt.

Mit allgegenwärtigen Triggern umgehen lernen

Weitere Trigger ließen sich aufzählen. Ihre Zahl, da möchten wir uns noch einmal wiederholen, ist unendlich. Wenn eine Familie oder ein betroffener Mensch Trigger kennt, die Traumaerleben wieder hervorrufen können, ist es möglich, diese Trigger zu vermeiden. Das gilt zum Beispiel für laute Clogs oder andere Schuhe, die wie Stiefel klingen. Aber viele Situationen, die triggern, sind nicht zu vermeiden, zum Beispiel Situationen, in denen Menschen hilflos sind, triggernde Blicke und triggernde Stimmen, alle Arten von Überraschungen und Ähnliches mehr. Es kann eher darum gehen, Trigger bei entsprechenden Schreck- und Panikreaktionen als solche zu erkennen und mit sich selbst und den anderen betroffenen Menschen sanft umzugehen und weder sich noch anderen Vorwürfe zu machen. Auch wenn Trigger nicht vermieden werden können, so können sie auf diese Weise doch ihre Kraft und Wirkmächtigkeit verlieren.

Viele Opfer traumatisierender Ereignisse erleben Flashbacks

»Flash« ist das englische Wort für ein Blitzlicht. Flashbacks sind sich wiederholende, blitzlichtartige Erhellungen von Bildern, Situationen, Geräuschen, die an das traumatische Ereignis »zurückerinnern« und ihm entsprechen oder zumindest Elemente dieses Ereignisses wiederbeleben. Solche Flashbacks können durch Trigger hervorgerufen werden, wenn zum Beispiel eine Frau, die überfallen wurde, nachts im Parkhaus Schritte hinter sich hört. Sie können aber auch »aus heiterem Himmel« auftreten. Flashbacks sind vom Erleben her vielleicht zu vergleichen mit Wiederholungen eines bösen Traumes. Nur sind die Bilder keine Traumbilder, die es in ihrer individuellen Bedeutung zu entschlüsseln gilt, sondern wiederkehrende, den Menschen immer wieder einholende »Realität«.

Das Erklärungsmodell des Bedeutungsüberhangs

Traumatisierte Menschen erleben sich oft selbst als »überreagierend« – von Zuschreibungen durch andere ganz abgesehen. In diesem Zusammenhang mit Triggern erscheint uns unser Begriff des Bedeutungsüberhangs ein hilfreiches Erklärungsmodell für das Verständnis und Selbstverständnis traumatisierter Menschen zu sein.

Wenn Menschen selbst spüren und darunter leiden, dass sie mit »Kontrollverlust« reagieren, also *zu* erregt, *über die Maßen* gekränkt oder panisch, dann mag das durch Trigger ausgelöst sein. Irgendetwas an dem, was sie gerade erfahren, berührt einen Aspekt ihrer traumatischen Erfahrung. In einem Flashback wird die traumatisierende Situation ganz oder teilweise wieder erlebt. Hier bleibt der Zusammenhang mit dem Trauma fast immer unbewusst, doch die Folge des Traumas zeigt sich in hoher Erregung und in einer besonders starken Reaktion auf die Situation. Der aktuelle Anlass, die aktuelle Begegnung mit einem anderen Menschen oder anderen Menschen scheinen nicht Anlass genug für das Ausmaß dieser »Überreaktion« zu sein. Die Reaktionen gewinnen eine »übermäßige« Bedeutung, haben einen Bedeutungsüberhang. Wenn ein Bedeutungsüberhang eine Reaktion, ein Gefühl, ein Verhalten hervorruft, das in der Selbstwahrnehmung über den Anlass hinausgeht, dann ist die Wahrscheinlichkeit einer tieferliegenden Quelle, einer traumatischen Erfahrung, naheliegend. Das Maß der Reaktion kann extrem sein, da es sich aus eben diesem Bedeutungsüberhang speist und im Leibgedächtnis wurzelt.

Frühere Entwürdigungserfahrungen wirken über das Leibgedächtnis

Die »versteckte« Bedeutung ist meist Ausdruck einer früheren Entwürdigungserfahrung, die über das Leibgedächtnis wirkt und sich anhand des aktuellen Entwürdigungserlebens erneut zeigt und diese verstärkt. Hilfreich ist es, auf die Suche nach diesen versteckten Quellen zu gehen, auf die Suche danach, welche früheren Erfahrungen die Quelle eines Bedeutungsüberhangs bilden. Wenn die versteckte Bedeutung ihre Kraft verliert, schwindet auch der Bedeutungsüberhang. Oder ist zumindest schneller zu identifizieren, wird verständlicher und damit im Umgang mit sich selbst und anderen Menschen »handhabbarer«.

Das heißt allerdings nun keineswegs, dass die Tatsache des Bedeutungsüberhangs es nicht mehr nötig machen würde, die aktuelle Situation, den Anlass, die Kränkung oder den Konflikt und die damit verbundenen Gefühle und Erregungen ernst zu nehmen. Im Gegenteil. Der Kern dessen, was den traumatisierten Menschen dazu bringt, dem Bedeutungsüberhang zu erliegen – das Problem, der Konflikt, all das, was das Gefühl der Entwürdigung heraufbeschworen hat –, verliert in der Auseinandersetzung mit dem Thema, mit sich selbst und mit anderen Menschen nicht seine Berechtigung. Der Bedeutungsüberhang darf weder in der Selbstbewertung noch in der Bewertung anderer als Alibi dafür herhalten, aktuelle Entwürdigungen und Kränkungen zu missachten und sie wegzuwischen.

13 Wie wirken Traumata auf das Zeiterleben?

In unserer therapeutischen Praxis haben wir feststellen können, dass zeitliche Desorientierungen, wie wir es nennen möchten, manchmal ihre Quelle in Traumaerfahrungen haben. Sie kommen oft ganz unspektakulär daher, denn Menschen neigen dazu, eher prinzipiell pünktlich einen Termin einzuhalten oder unpünktlich zu sein. Wenn sie vielleicht andere »nerven«, aber nicht darunter leiden, dann braucht ihr Verhalten in diesem Zusammenhang nicht beachtet zu werden. Wenn sie aber ihr Verhalten ändern wollen, ohne es zu können, wenn sie jedes Mal oder zumindest immer wieder in Not geraten, dann mag es hilfreich sein, der Frage nachzugehen, ob dies eine Traumafolge ist.

Doch zunächst einmal wollen wir zwei Aspekte der Zeit unterscheiden: Es existiert die objektive Zeit, die Zeit der Sekunden, Minuten, Stunden, Tage, Wochen und Jahre. Diese Zeit ist messbar und für alle Menschen gleich. Andererseits gibt es das subjektive Zeiterleben. Ein Tag oder eine Stunde kann manchmal quälend langsam vorbeigehen, der Urlaub immer zu schnell … Eltern, die ein Kind auffordern, zum Essen zu kommen oder sich für den Schulbesuch anzuziehen, bekommen eventuell die Antwort: »Ich muss nur noch schnell die Puppe kämmen, ich komme gleich.« Das führt dann zu Konflikten, weil »gleich« für Kinder etwas anderes ist als für die Eltern, denn Kinder kennen anfangs nur das subjektive Zeiterleben.

Ein Trauma kann das subjektive Zeiterleben verändern

Um das subjektive Zeiterleben geht es bei den Traumafolgen, denn traumatische Erfahrungen verändern es. Manchmal sind die Veränderungen schleichend, oft auch dramatisch. Manche Veränderungen des subjektiven Zeiterlebens werden von den Betroffenen gar nicht mit den traumatischen Erfahrungen in Verbindung gebracht, sondern als »persönliche Macke« oder Irritation verstanden.

Hier ist das Warten auf ein unglückbringendes Ereignis der ausschlaggebende Faktor, der die Zeit sich dehnen lässt. Solches hören wir von vielen Menschen, die wiederholt Gewalt erfahren haben. Die Wartezeiten waren einerseits Zeiten »danach«, also nach der letzten Gewalterfahrung, und gleichzeitig Wartezeiten »davor«. Das Warten bedeutete für die meisten ein quälend langsames Zeiterleben. Wer dies durchgemacht hat, kann auch oft später schlecht warten, sondern neigt dazu, solche Phasen durch Aktionismus oder anderes abzukürzen. Warten ist hier mit dem Gefühl von ewiger Qual und drohendem Unglück verbunden.

Andere erleben die Zeit immer so, als sei sie »plötzlich« da. Die Zeit »überfällt« sie. Eben war es doch noch … und nun ist es plötzlich … Uhr. Sowohl die Quelle als auch die Folge dieses Erlebens ist, dass der traumatisierende »Überfall« wieder lebendig wird.

Wenn das Zeitgefüge auseinandergerät

» *Eine junge Frau gab sich große Mühe, doch sie kam immer zu spät. Sie stellte sich morgens den Wecker rechtzeitig. Sie ging eine halbe Stunde früher aus dem Haus. Sie unternahm alles Mögliche, doch immer wieder kam sie zu spät. Insbesondere wenn sie Menschen traf, die ihr besonders wichtig waren, verspätete sie sich regelmäßig. Das galt für das Vorstellungsgespräch genauso wie für die Begegnung mit einer ihr lieben Freundin. Es war verflixt. Sie haderte mit sich und schimpfte sich aus. Doch je mehr sie sich Druck machte, desto schlimmer wurde es. Eine Veränderung trat erst ein, als ihr in der Therapie deutlich wurde, dass dieses Verhalten im Zusammenhang mit einer früheren traumatischen Erfahrung stand. Sie war als junges Mädchen ein Opfer sexueller Gewalt geworden. In der Zeit danach, so erzählte sie, war ihr gesamtes Zeitgefüge auseinandergeraten: »Ich wusste nicht mehr, ob es morgens oder abends ist. Ich vergaß die Zeit. Ich hatte völliges Chaos. Ich war in den Abgrund gefallen. Alles war aus den Fugen geraten. Auch meine Zeit … Vielleicht mag dies auch damit zusammenhängen, dass ich mir damals oft sagte: Ach wärest du doch nicht zu dieser Zeit an diesem Ort gewesen, wo die Tat geschah. Das weiß ich nicht genau. Aber im Wesentlichen glaube ich, dass mein jetziges Zuspätkommen mit diesem Aus-den-Fugen-Geraten meiner Zeit zusammenhängt.«* «

Zeitkollaps – man lebt subjektiv in zwei Zeiten

Besonders wichtig ist das Wissen um den Zeitkollaps im Erleben traumatisierter Menschen. Der amerikanische Psychiater V. D. Volkan prägte den Begriff »Zeitkollaps«. Er betrifft ausschließlich das subjektive Zeiterleben. Ein Kollaps meint, dass die Trennung zwischen zwei zeitlich unterschiedlichen Erfahrungen kollabiert, sodass Menschen subjektiv in zwei Zeiten leben und sich diese Zeitebenen überschneiden. Die Zeit der Gegenwart, des Momentes, »fällt« in eine frühere Zeit des Traumaerlebens, die beiden Zeiten fallen sozusagen ineinander.

Beispiel für einen Zeitkollaps

» *Ein alter Mann sieht zum Beispiel Bilder aus dem Krieg in der Ukraine. Er erinnert sich nicht an die Zeit des Krieges, die er als Kind erlebt hat, sondern erlebt sie jetzt in der Gegenwart neu, als wäre er wieder im Krieg. Er lebt also in zwei Zeiten gleichzeitig, in der Zeit des früheren Kriegserlebens und in der Zeit der Gegenwart.* «

Traumatisierte Menschen leben oft in zwei Zeiten gleichzeitig, beide Zeiten kollabieren. Ein Zeitkollaps ähnelt einem Flashback. Im dem Wort Flashback ist das Wort Flash, also Blitz, enthalten. Hier blitzt etwas von einer früheren Zeit, also einem traumatischen Erleben, auf. Ein Zeitkollaps ist intensiver und dauert länger als ein Flashback. Entsprechend erleben die Menschen im Zeitkollaps den Schrecken der traumatischen Bedrohung besonders stark. In Extremfällen kann das Erleben der Zeit so sehr auseinanderfallen, dass es nicht nur zwei, sondern mehrere Zeitebenen gibt, in denen sich Menschen gleichzeitig bewegen. Weitere Folgen reichen von erhöhter Vergesslichkeit bis zur Unfähigkeit, etwas zu vergessen.

14 Wie wirken Traumata auf den Körper und das Körpererleben?

Wenn ein Mensch einer existenziellen Bedrohung begegnet und in existenzielle Ängste gerät, wirkt sich dies auch auf den gesamten Organismus aus. Der Körper gerät unter enormen Stress, wird hocherregt und das Blut zieht sich von der Peripherie zurück zugunsten der lebenswichtigen Organe. Er mobilisiert all seine Kräfte, um zu fliehen oder zu kämpfen, oder gerät in höchste Anspannung und wird äußerlich starr und regungslos, während innen der Vulkan tobt. Die Erregung führt zu Hormonausschüttungen, zur Erhöhung des Blutdrucks, zu Zittern, Taubheitsgefühlen und anderen Phänomenen. Wie lange dieser Zustand anhält und in der Folgezeit Auswirkungen auf die körperliche und seelische Gesundheit des Menschen hat, ist bei jedem Menschen anders. Entscheidend ist unseren Studien nach die unmittelbare »Zeit danach«, nämlich ob die Menschen in dieser Zeit Hilfe erhalten und Verständnis, Mitgefühl und Trost erfahren oder ob sie allein mit dem Schrecken bleiben müssen. Wenn Hilfe vorhanden und angemessen ist, können sich die körperliche und seelische Erregung abschwächen und herunterfahren. Ist dies nicht der Fall, kann sie chronisch bleiben und irgendwann auch zu Erkrankungen führen.

Wenn wir den Spuren nach Gemeinsamkeiten des Körpererlebens traumatisierter Menschen folgen, wie wir ihnen in unserer therapeutischen Praxis begegnen, dann ist vielen ihr Körper auf irgendeine Weise »fremd«. Sie erleben ihn oft als »feindlich«, er »tut, was er will, und verhindert, dass ich das tun kann, was ich will«, er »verhindert gnadenlos ein gutes Leben«, »er löst sich auf im Nirgendwo« …

» *Prägnant gesagt: Der Körper wird oft in seiner Art, sich spürbar zu machen, als Leidschaffender, als »Ursache allen Übels«, angesehen, und nicht als der, der er ist, nämlich als Leidtragender, als »Verkörperung« des traumatisierenden Geschehens.* «

Die hohe Erregung im Traumaereignis, wenn »der Schrecken in alle Glieder fährt«, kann sich, selbst nachdem die akute Erregung heruntergefahren ist, in der Zeit danach als prinzipiell hohes Erregungsniveau manifestieren und endet oft in Phasen äußerster Erschöpfung. Die extreme Anspannung im Traumaereignis kann sich in der Folge mit Verspannungen der Muskeln im gesamten Körper äußern und das Nervensystem reizen. Dies kann sich in Krämpfen, schmerzhaften Nackenverspannungen, Kopfschmerzen, Schulter- und Rückenschmerzen und in vielem mehr ausdrücken.

Erkrankungen als Folge traumatischer Erfahrungen

Die Art der Erkrankungen, die eine Folge traumatischer Erfahrungen sein können bzw. mit ihnen in Verbindung stehen können, ist ebenfalls sehr unterschiedlich. Befragungen von Opfern sexueller Gewalt haben ergeben, dass viele zwei bis drei Jahre nach dem Ereignis schwerwiegend erkrankten. Besonders häufig ist dies der Fall, wenn ihnen mehrere traumatische Ereignisse widerfahren sind. Generell gilt: In welchen Organen und Körperbereichen sich die traumatischen Erfahrungen »chronisch« festsetzen, ist ausschließlich subjektiv zu diagnostizieren. In unserer therapeutischen Praxis gehören zu den häufigsten Erkrankungen, denen wir begegnet sind, seelische Erkrankungen wie Essstörungen oder Depressionen, aber auch zumindest scheinbar »rein« körperliche Erkrankungen wie Immunschwächen, Entzündungen (vor allem der Blase und des Harnleiters und des Magen-Darm-Trakts) oder Migräneanfälle. Der gesamte Organismus ist durch die traumatische Erfahrung geschwächt. Und das hat Folgen.

Schmerzen, Fibromyalgie

Sind mit dem traumatischen Ereignis körperliche Schmerzen verbunden, zum Beispiel nach einem Überfall oder nach massiven Schlägen und körperlichen Gewalterfahrungen, dann können diese Schmerzen auch später nachhaltig auftreten. Sie erscheinen manchmal auch als sogenannte Phantomschmerzen, wobei Menschen die Schmerzen spüren, aber bei medizinischen Untersuchungen keine Ursachen für die Schmerzen festzustellen sind. Manche Opfer traumatischer Gewalt hören von anderen oder denken dann, sie würden »spinnen« oder »sich das nur einbilden«, doch dem ist nicht so. Das können durchaus Folgen eines traumatischen Schreckens sein. Auch wenn das traumatische Ereignis nicht mit schmerzhaften Gewalterfahrungen verknüpft war, können die beschriebene Hocherregung und die Panik dennoch später zu körperlich empfundenen Schmerzen führen. Bei gar nicht so wenigen Menschen ist auch die Dauerschmerzerkrankung Fibromyalgie, bei der keine konkreten Ursachen festzustellen sind, oft mit traumatischen Erfahrungen verknüpft. Die Schmerzen können auch Jahre später auftreten. Eine traumatisierende Bedrohung oder Verletzung schmerzt die Seele wie auch den Körper und den gesamten menschlichen Leib.

Alle beschriebenen körperlichen Beschwernisse, Erkrankungen und Schmerzen müssen natürlich nicht von Traumaerfahrungen herrühren, sondern können selbstverständlich andere Ursachen haben. Unsere Hinweise können aber vielleicht hilfreich sein, weil sie zum Verständnis der eigenwilligen, individuellen Körpersprache und damit zum Selbstverständnis traumatisierter Menschen beitragen. Um zu gesunden, ist unserer Erfahrung nach ein wichtiger Schritt, dem Körper freundlich zu begegnen, so gut es geht.

15 Was sind Retraumatisierung und Co-Traumatisierung?

Zu einem Trauma gehören das Traumaereignis und das Traumaerleben. Auch wenn das Traumaereignis sich nicht wiederholt, kann das Traumaerleben bei dem betroffenen Menschen erneut auftreten. Sie fühlen sich dann so, als würden sie erneut dem Trauma ausgesetzt mit all den Schrecken und sonstigen Gefühlen, körperlichen Reaktionen und anderem. Dies wird Retraumatisierung genannt.

Eine Retraumatisierung kann ausgelöst werden durch Trigger wie zum Beispiel bestimmte Geräusche, Gerüche oder Geschmackserfahrungen oder durch Situationen, in denen einzelne Aspekte dem Erleben des traumatischen Ereignisses ähneln, zum Beispiel Hilflosigkeit, Angst oder anderes.

In der psychotherapeutischen Theorie und Praxis ist die Frage, was Patient*innen und Klient*innen retraumatisiert und wie damit umgegangen werden sollte, stark umstritten. Manche sagen, dass eine Traumaheilung ohne Durcharbeiten einer traumatischen Erfahrung und damit einer Retraumatisierung unter schützenden Bedingungen nicht möglich sei. Andere warnen sogar davor, überhaupt über traumatisierende Ereignisse zu reden, weil das das Trauma wieder hervorrufen kann. Nach unseren Erfahrungen ist jede dogmatische Position, die nur das eine oder das andere fordert, unangemessen. Die Menschen sind verschieden – so banal das klingt – und das bedeutet auch, dass es für viele angemessen ist, das Schweigen und die Angst vor Retraumatisierungen zu respektieren. Bei vielen anderen ist es sinnvoll, ja notwendig, über die schrecklichen Erfahrungen zu reden und sie mit anderen Menschen zu teilen. Das zu »verbieten« – und sei es wohlgemeint, um die Menschen zu schützen –, würde das Schweigegebot der Täter*innen fortsetzen und diese Menschen mit dem Schrecken alleinlassen.

Zeuge eines traumatischen Ereignisses zu sein, kann co-traumatisieren

Nicht zu verwechseln mit einer Retraumatisierung ist die Co-Traumatisierung. Damit ist gemeint, dass ein Mensch ein traumatisierendes Ereignis nicht unmittelbar selbst erleben muss, um Traumafolgen davonzutragen. Es reicht, wenn eine Person Zeug*in ist.

Beispiel für eine Co-Traumatisierung

Ein 32-jähriger Mann sah aus dem Fenster seiner Wohnung, weil er Schreie gehört hatte. Etwas entfernt auf der Straße, in der er wohnte, sah er, wie zwei Personen einen anderen Mann zusammenschlugen. Er rief sofort die Polizei an und rannte auf die Straße, um dem betroffenen Mann zu helfen. Doch als er ankam, waren schon andere Menschen bei ihm, um ihm zu helfen. Er sah noch, wie das Opfer blutete, bevor es von Sanitätern versorgt wurde, und hörte den Mann vor Schmerzen laut stöhnen. Er war erschüttert und begann zu zittern.

In den nächsten Tagen entwickelte er ähnliche Folgen wie später das zusammengeschlagene Opfer. Er vermied es, allein auf der Straße zu gehen, schaute sich ständig um aus Angst vor Verfolgern oder anderen Bedrohungen.

Dieser Mann wurde co-traumatisiert. Er wurde nicht selbst zusammengeschlagen, doch er litt unter ähnlichen Folgen wie das Gewaltopfer. Warum ist das so?

Weil wir Menschen über Mitgefühl verfügen. Die Fähigkeit zum Mitgefühl ist in allen Menschen angelegt, auch wenn sie bei manchen ausgetrieben und durch Rohheit ersetzt wurde. Wir Menschen sind in der Lage, das Leid anderer Menschen zu fühlen und zu spüren, als wäre es unser eigenes. Deshalb steckt Lachen an, aber auch Weinen. Deshalb kann der traumatisierende Schrecken auch auf die Zeug*innen übergreifen. Sie können dann unter Traumafolgen leiden, auch wenn sie das Trauma nicht unmittelbar erlebt haben, sondern »nur« miterlebt und mitgespürt haben.

Co-Traumatisierung in der Kindheit

» *Der sechsjährige O. schleicht sich durch den Flur in der Wohnung, in der er gemeinsam mit seinen Eltern lebt. Es ist Nacht. Er ist durch einen Schrei seiner Mutter wach geworden. Zwischen Mutter und Vater kriselt es. Es gibt oft Streitereien. O. schleicht sich bis zur Wohnzimmertür und lugt durch einen Spalt hinein. Er hört und sieht, wie sein Vater seine Mutter beschimpft und die Hand gegen sie erhebt. Dann schließt er schnell die Augen. Doch das Bild wird er nie vergessen. Noch 30 Jahre später, als er sich in eine Therapie begibt, erscheint ihm dieses Bild vor dem inneren Auge. Er erstarrt und schreckt zusammen. Er fühlt sich ohnmächtig und schuldig, weil er seiner Mutter nicht helfen konnte.* «

Co-Traumatisierungen im Krieg

Solche Traumatisierungserfahrungen sind oft sehr nachhaltig, insbesondere wenn Kinder sie erleben. Auch bei Menschen, die vor den Kriegen in Syrien, der Ukraine, in Afghanistan oder Libyen geflohen sind, beobachten wir oft solche Erfahrungen von Co-Traumatisierungen mit entsprechenden Auswirkungen. Wenn das Nachbarhaus von einer Bombe getroffen wurde und die Menschen dort umgekommen sind, fährt der traumatisierende Schrecken auch durch die Körper und Gefühle der Zeug*innen.

» *Viele der betroffenen Menschen können sich dann ihre Traumafolgen nicht erklären, sondern halten sich für »verrückt« oder meinen, sie strengten sich zu wenig an, um sich »normal« zu verhalten. Doch diese Traumafolgen sind durch Anstrengungen und Selbstvorwürfe nicht zu beseitigen. Sie gehören zum traumatischen Prozess und brauchen all das, was zur Heilung und zum Wiederaufrichten in Würde notwendig ist.* «

Co-Traumatisierungen in helfenden Berufen

Co-Traumatisierungen sind also gleichsam eine Ansteckung des Traumaerlebens. In vielen helfenden Berufen stellt unserer Erfahrung nach ihre Nicht-Beachtung ein großes Problem dar. Erfreulicherweise ändert sich das zunehmend, sodass mittlerweile auch Menschen, die in sozialen Diensten, im Rettungs- und Gesundheitswesen, bei der Feuerwehr, der Polizei oder Ähnlichem, arbeiten, auf (sicher immer noch zu wenige) Angebote der Traumahilfe zugreifen können. Allerdings verhindert bedauerlicherweise oft auch die Stigmatisierung durch manche gesellschaftlichen Gruppen, die das individuelle Leiden an Traumatisierung und vor allem Co-Traumatisierung als »unprofessionell« abtun, die notwendige Hilfe.

Co-Traumatisierung bei einem Sozialarbeiter

» *Ein Sozialarbeiter arbeitet in einem Kinderheim, in dem sich überwiegend hochtraumatisierte Kinder befinden. Er ist sehr engagiert, kümmert sich um die Kinder, er mag und liebt sie, will ihnen helfen. Sein hohes Einfühlungsvermögen stärkt und steigert sein Mitgefühl mit den Kindern. Er spürt ihre Ohnmacht und Hilflosigkeit, den Schrecken, den sie durchgemacht haben, ihre Ängste, dass sich das wiederholen könnte, gleichzeitig ihre Sehnsucht nach Geborgenheit. Nach einigen Wochen merkt er, dass er in seinem Privatleben auch immer hilfloser und unsicherer wird, dass er nachts von Angstträumen gepeinigt wird, schlechter schläft und misstrauischer in seinen sonstigen sozialen Beziehungen wird.* «

Dieser Mann ist gerade durch sein Mitgefühl und seine Offenheit den Kindern gegenüber zumindest teilweise co-traumatisiert worden. Er hat Aspekte des Traumaerlebens der Kinder in sich übernommen. Oder die Erfahrungen mit dem Traumaerleben der Kinder haben solche Aspekte, die bei ihm schon vorhanden waren, verstärkt, was meistens der Fall ist. Um solchen Co-Traumatisierungen vorzubeugen bzw. zu begegnen, ist es notwendig, die eigenen biografischen Erfahrungen, die traumatisches Erleben oder einzelne Aspekte davon betreffen können, zu erkunden, die im Mitgefühl erwachsenen Resonanzen auf traumatisches Erleben mit anderen zu teilen und in diesem Fall durch Supervision Entlastung zu suchen.

16 Was ist eine Posttraumatische Belastungsstörung?

Als »klassische« Folge einer traumatischen Erfahrung gilt die »Posttraumatische Belastungsstörung« (PTBS). In der Internationalen Klassifikation psychischer Störungen (ICD) werden alle Krankheiten und Syndrome so aufgeführt, dass sie weltweit möglichst gleich und zumindest ähnlich diagnostiziert werden können. Eine Posttraumatische Belastungsstörung kann bei Opfern traumatisierender Gewalt oder anderen traumatischen Erfahrungen auftreten, meist innerhalb eines halben Jahres nach dem Ereignis, manchmal aber auch sehr viel später.

Zu den Kriterien einer Posttraumatischen Belastungsstörung zählen:

- Die betroffenen Menschen haben anhaltende Erinnerungen an das Traumerleben oder leiden unter Flashbacks, in denen Aspekte des Traumerlebens auftreten und wiederbelebt werden.
- Die betroffenen Menschen meiden Umstände und Situationen, die dem traumatischen Ereignis ähneln.
- Es existieren Lücken in der Erinnerung an das belastende Ereignis oder/und es gibt erhöhte Schreckhaftigkeit, Hocherregung, Ein- und Durchschlafstörungen, erhöhte Reizbarkeit und Konzentrationsschwierigkeiten.
- Viele der betroffenen Menschen ziehen sich sozial zurück, manche empfinden Gleichgültigkeit gegenüber anderen Menschen.
- Die betroffenen Personen leider unter einem Gefühl von Betäubtsein und »emotionaler Stumpfheit«.

Der letzte Punkt, die emotionale Abstumpfung, ist als Kriterium einer Posttraumatischen Belastungsstörung umstritten, denn viele Menschen, die traumatischen Ereignissen ausgesetzt waren, sind hocherregt und zeigen dies auch emotional. Bei anderen wechseln die Stimmungen von emotionaler Gleichgültigkeit mit heftigen emotionalen Ausbrüchen ab. Manche versuchen, den emotionalen Aufruhr mit Alkohol oder Tabletten zu bekämpfen.

Auch wenn die Diagnose »Posttraumatische Belastungsstörung« im Vordergrund des öffentlichen Interesses steht, kann nur eine Minderheit der Opfer traumatischer Ereignisse als an einer Posttraumatischen Belastungsstörung leidend klassifiziert werden. Nur jeder fünfte traumatisierte Mensch entwickelt nach den Kriterien der ICD eine Posttraumatische Belastungsstörung, das ist für jede Person, einzeln betrachtet, zu viel, doch es zeigt auch, dass 80% andere Folgen haben, die unseres Erachtens Beachtung verdienen. Viele andere Folgen traumatischer Hochbelastungen werden als »akute Belastungsreaktion«, »Anpassungsstörung« oder »sonstige Reaktionen auf schwere Belastung« beziehungsweise als »andauernde Persönlichkeitsänderung nach Extrembelastung« diagnostiziert. Bei allen Persönlichkeitsstörungen,

Zahlen zu Posttraumatischen Belastungsstörungen

Etwas über 50 % der Menschen werden im Laufe ihres Lebens mindestens einmal mit einem traumatischen Ereignis konfrontiert und 20 % von ihnen entwickeln als Folge eine Posttraumatische Belastungsstörung. Bei Kriegs- und Fluchterfahrungen ist der Prozentsatz höher und liegt bei über 60 %, ähnlich nach Vergewaltigungen. Bei 30 % der vergewaltigten Menschen nimmt die Posttraumatische Belastungsstörung einen chronischen Verlauf, hält also jahrelang an. Mehr als 90 % der Menschen, die an Posttraumatischen Belastungsstörungen leiden, erkranken zusätzlich an anderen seelischen oder körperlichen Erkrankungen.

Suchterkrankungen, Essstörungen, »somatoformen Störungen«, »somatoformen Schmerzstörungen« und Dissoziationen können traumatische Erfahrungen zugrunde liegen.

17 Was sind Komplextraumata?

In den 1980er Jahren wurde von der amerikanischen Psychiaterin Judith Lewis Herman, die sich in ihrem epochalen Buch: »Die Narben der Gewalt« mit sexueller Gewalt als Trauma auseinandergesetzt hat, der Begriff »Komplextraumata« eingeführt. Heute, mehr als 30 Jahre später, hat dieser Begriff Eingang in die ICD-11, die amtlichen Klassifikation von Diagnosen in der ambulanten und stationären Versorgung weltweit, gefunden.

Unterschieden wird die Posttraumatische Belastungsstörung als Folge eines Monotraumas (eines einmalig auftretenden Traumaereignisses) von der Komplexen Posttraumatischen Belastungsstörung. Sie wird, wie erstmalig in der ICD-11 formuliert, als Folge traumatischer Ereignisse plus einer »langandauernden/wiederholten traumatischen Situation, aus der Flucht nicht möglich ist«, definiert. Zusätzlich zu den für die Posttraumatische Belastungsstörung aufgeführten Traumafolgen werden als Symptome für die Komplexe Posttraumatische Belastungsstörung

- Gewaltausbrüche, Dissoziationen unter Belastung, sehr starke emotionale Reaktionen
- Selbsteinschätzung als schwach, wertlos, zerbrochen, generalisierte Scham- und Schuldgefühle
- Schwierigkeiten, Beziehungen aufrechtzuerhalten und sich nahe zu fühlen aufgeführt.

Die Ärztin und Traumaexpertin Louise Reddemann erwähnt, dass bis zu 80% der traumatisierten Menschen unter einer komplexen Traumatisierung leiden. Als Kriterium wird oft eine besonders schwere und langfristige Folge der Traumaerfahrung genannt. Als Anhaltspunkt kann gelten, dass es sich nicht um eine einzelne Traumaerfahrung bei den Betroffenen handelt, sondern um sich wiederholende, schwere und oft auch sehr frühe traumatische Erfahrungen, und dass neben den Traumafolgen in der Komorbidität andere psychische Erkrankungen festzustellen sind.

Die Erscheinungsformen der Komplextraumata sind so vielfältig wie die der anderen Traumata. Die Definitionen der ICD sind Anhaltspunkte. Wichtig ist zu versuchen, das jeweilige Erleben des einzelnen Menschen zu erfassen.

18 Welche Folgen können Komplextraumata haben?

Menschen, die unter den Folgen komplexer Traumatisierungen leiden, sind im besonderen Maße existenziell erschüttert. Wenn Menschen sehr früh sexuelle oder andere Gewalt erfahren und dies immer wieder erleben müssen, ist es wahrscheinlich, dass die erlebten und erlebbaren Schutzgrenzen gestört oder geschädigt wurden. Die individuellen Grenzen des intimen Raums und des persönlichen Raums sind immer auch Schutzgrenzen, an denen ein Stopp oder ein Nein geäußert und gehört werden muss. Wenn dies systematisch nicht respektiert wird, verlieren die Schutzgrenzen ihre persönliche Bedeutung und werden als nicht mehr existent erlebt. Dies muss Folgen für den inneren Kern eines Menschen haben. Der innere Kern eines komplextraumatisierten Menschen kann in besonders schwerwiegender Weise geschädigt, gestört, zerbrochen sein. In welcher Form die Schädigung auftritt und erlebt wird, ist unterschiedlich.

Auch die Möglichkeiten der Begegnung mit anderen Menschen werden durch die wiederholten Erfahrungen traumatisierender Gewalt gezeichnet. Die Leere danach prägt die Erwartungen an die Mitmenschen. Im Stich gelassen zu werden und Gewalt zu erfahren, kann zur grundlegenden Beziehungserfahrung werden. Das »Alleinsein danach« wurde gleichzeitig zu einer Phase der bevorstehenden, erneuten traumatisierenden Gewalt, zum »Alleinsein davor«. Es gab keine oder kaum Zeiten, in denen Erholung und Kräftigung möglich war und ist. Das Leben wird zu einem inneren Kriegszustand, in dem jederzeit eine existenzielle Bedrohung von außen möglich ist, und damit zu einem Zustand, der die Atmosphäre und die Beziehungen zu anderen Menschen in eklatanter Weise zu beeinflussen vermag.

All das kann sämtliche Folgen traumatischer Erfahrungen verschärfen. Aus der

Krise wird eine Normalität, aus dem Alleinsein danach kann sich eine Kultur der selbstverständlichen Leere entwickeln, die Selbstverunsicherung wird zu der Gewissheit: »Ich bin falsch.« Das Traumaerleben kann auch ohne Trigger oder, was wahrscheinlich dem Erleben der komplextraumatisierten Menschen näher kommt, als komplexe Bündelung von Triggern wieder lebendig werden. Die Wahrnehmung kann durch Einseitigkeiten, Dissoziationen und »Tunnelblick« verzerrt werden, das Erregungsniveau dauerhaft erhöht sein. Nicht immer gelten diese Folgen, doch sie treten häufig bei Erfahrungen von Komplextraumata auf.

Was brauchen komplextraumatisierte Menschen?

Für manche komplextraumatisierte Menschen geht es nicht nur darum, bestimmte Beschwernisse und Hindernisse des Lebens so zu verändern, dass ein glücklicheres Leben möglich ist. Es geht vor allem um die Fähigkeit zu überleben. Um diese Aufgabe zu meistern, brauchen sie andere Menschen, denen ihr Überleben wichtig ist und die bereit sind, ihre Kraft und Kompetenz zur Verfügung zu stellen. Menschen, die komplextraumatisiert sind, brauchen Unterstützung ihres »ego building«, als der Heranbildung eines neuen Ichs. Was ist damit gemeint? Eine Zeitlang, um einen Vergleich zu versuchen, sprach man in der Politik von »state building« und meinte damit den Aufbau eines Staates. In Afghanistan ist dies massiv gescheitert, in Mali, dem Sudan und anderen Ländern, in denen dies versucht wurde, gibt es bestenfalls Teilerfolge – aber nicht viel mehr. Wahrscheinlich ist auch eine der Ursachen für das Scheitern des Aufbaus darin zu suchen, dass zu wenig beachtet wurde und wird, auf welchen Bedingungen, Verheerungen und Wunden in der Identität der Länder der Aufbau stattfinden sollte. So ist auch »ego building«, und darum geht es ja hier, kein Neuaufbau, sondern ein Wiederaufbau auf den Ruinen der komplex traumatisierenden Erfahrungen. Es geht darum, den Menschen die Chance zu geben, eine grundlegende Neuentwicklung des Denkens und Fühlens, der Körperlichkeit, der Werte und der Begegnungsmöglichkeiten zu beginnen bzw. fortzuführen. Teile des inneren Kerns, die unversehrt geblieben sind, können zum Wiederaufbau genutzt werden, andere sind verloren gegangen. Angeknüpft und aufgebaut werden muss und kann an der Kraft, die die Menschen im Überlebenskampf gezeigt haben.

Dieser Prozess dauert lange und bedarf sehr kleiner Schritte, die sich in Wellenbewegungen mit Auf und Ab entwickeln. Für viele Betroffene steht nicht im Vordergrund, *wie* Begegnungen erlebt und gestaltet werden können, sondern darum, *dass* Begegnungen überhaupt möglich sind. All dies entwickelt sich mit Erfolgen und Abbrüchen, in kleinsten Schritten.

Komplextraumata sind wir sehr häufig bei Kindern und Jugendlichen in der Jugendhilfe begegnet. Notwendig für sie wie für alle komplextraumatisierten Menschen sind vor allem andere Menschen, die Verständnis für sie haben und Interesse zeigen, ihnen würdigend zu begegnen. Ansonsten brauchen sie alles, was auch andere traumatisierte Menschen brauchen.

19 Was sind Dissoziationen?

Normalerweise empfinden wir Menschen uns als Ganzes. Unser Körper, unsere Handlungen, unser Denken, unsere Erinnerungen und Gefühle werden als Teil unserer Persönlichkeit, als Teil unseres Ichs erlebt. In einer Dissoziation zerfällt dieses Zusammenspiel. Einzelne Aspekte dieses ganzheitlichen Erlebens werden abgespalten oder das gesamte Ich zerfällt in mehrere Fragmente. Manche der abgespaltenen Erlebensbestandteile können sich in ein anderes Verhalten und andere Empfindungen, zum Beispiel Panikattacken, verwandeln (konvertieren), deswegen werden Dissoziationen oft auch als »Konversionsstörung« bezeichnet.

Dissoziationen sind Folge einer extremen Belastung eines Menschen. Dazu können traumatische Ereignisse zählen, aber auch andere, als unlösbar erlebte Konflikte oder schwere Krankheiten.

Abspaltung des Angstgefühls

» *Eine Klientin erzählt: »Ich habe keine Angst mehr, vor nichts und niemandem. Andere sprechen mich darauf an, dass ich unvorsichtig sei und zu wagemutig oder gar mein Leben gefährde. Das stimmt, ich bin nicht vorsichtig und Angst kenne ich nicht.« In der therapeutischen Begleitung wurde deutlich, dass diese Klientin als Kind wiederholt sexualisierte Gewalt erleben musste. Vermutlich waren diese Erfahrungen und die damit verbundene Angst nicht mehr aushaltbar, sodass die Angst als Gefühl gemeinsam mit den Erinnerungen an die traumatischen Erfahrungen abgespalten wurde.* «

Unterschiedliche Formen der Dissoziationen

Die Formen der Dissoziationen können unterschiedlich sein (u.a. Huber 2003). Am häufigsten ist die dissoziative Amnesie, hier geht die Erinnerung an bestimmte Ereignisse, Situationen, zum Beispiel nach einem Überfall oder einem Autounfall, verloren. Im Laufe eines Lebens erleiden ungefähr 7 % der Menschen eine dissoziative Amnesie. Andere dissoziative Ausdrucksformen können darin bestehen, dass sich ein Mensch plötzlich aus seinem bisherigen Leben zurückzieht und ein anderes Leben beginnt, manchmal nur für Stunden, Tage, manchmal aber auch über Wochen und Monate.

Dies wird dissoziative Fugue genannt (Fugue = Flucht). Im dissoziativen Stupor bewegen Menschen sich nicht oder können bestimmte Körperteile nicht mehr bewegen und sie reagieren nicht auf Berührungen oder Ansprache. Dabei sind die Menschen durchaus wach und nehmen ihre Umgebung wahr. Doch traumatische Erfahrungen können dazu führen, dass die Umgebung als so unaushaltbar erfahren wird, dass sie sich aus ihr zurückziehen. Es treten auch dissoziative Empfindungsstörungen auf, manche Menschen spüren in bestimmten Bereichen ihrer Haut nichts mehr oder sind zumindest phasenweise in ihrer Fähigkeit, zu hören oder zu sehen beziehungsweise zu riechen, eingeschränkt. Ebenfalls können Krampfanfälle als dissoziatives Symptom auftreten; im Unterschied zu epileptischen Anfällen beginnen sie allmählich und steigern sich langsam und werden nicht von einem Gedächtnisverlust begleitet.

Zeitliche Dissoziationen

Manche Menschen mit traumatischen Erfahrungen reagieren auch mit zeitlichen Dissoziationen. Manche Lebensphasen werden zu einer Black Box. Es gibt keine zeitlichen Erinnerungen an diese Phase oder nur zwei oder drei Momente, die in dem Erinnerungsfluss aufblitzen. Manche Zeiten sind also dissoziiert, auf eine andere Stelle geschoben worden, was die wörtliche Übersetzung von »dissoziieren« aus dem Lateinischen bedeutet. Zeitliche Dissoziationen sind also Erinnerungslücken oder vollständige Amnesien, die manche Zeitabschnitte des Lebens betreffen.

Eine andere Form der zeitlichen Dissoziation kann zeitliche Vorstellungen der eigenen Biografie betreffen. Eine Frau hatte als junges Mädchen über ein Jahr in einem diffusen Wartezustand erlebt. Sie wusste nicht, ob die Familie zusammenbleiben würde oder nicht. Diese Zeit war schrecklich für sie. Schließlich zog die Mutter mit ihr in einen anderen Ort nach Norddeutschland, wo sie sich niederließen. Als das Mädchen umzog, war es zehneinhalb Jahre alt. In ihren Biografien als Erwachsene beschrieb sie den Zeitpunkt des Umzuges immer so, als wäre sie gerade neun Jahre alt geworden. Dies passte mit allen objektiven Daten nicht überein, doch in dem Erleben ihrer Biografie war es so: Sie übersprang das schlimme Jahr. Ein Schutz.

Auch von Menschen, die als Kinder oder Jugendliche aus Kriegsgebieten geflohen sind, kennen wir ähnliche zeitliche Dissoziationen. Allerdings werden dort oft nicht die mit der Flucht verbundenen traumatisierenden Ereignisse oder die unmittelbare Zeit davor, die mit den schrecklichen Ereignissen des Krieges verknüpft ist, dissoziiert, sondern die Zeit davor, in der bereits das Vertrauen in die Stabilität der Beziehungen und der Lebensumwelt durch eine diffuse Bedrohung oder Verunsicherung Risse bzw.

Brüche bekommen hat. In dieser kognitiven und emotionalen Dissonanz – scheinbar heile Welt contra Atmosphäre und Ahnung der Bedrohung und der Erfahrung des Schrecklichen – macht die zeitliche Dissoziation als Bewältigungsstrategie für den einzelnen Menschen Sinn.

» *Dissoziieren ist nach unserem Verständnis »das Gegenteil von Assoziieren und bezeichnet das Auflösen einer Verbindung, ein ›Entbinden‹ einer Erinnerung bzw. einer Erfahrung. Es reicht von einem als vollständig erlebten Abspalten oder Verschwinden von Erfahrungen bzw. Erinnerungen bis zu einem Prozess, der eher als Wegschieben und Verstecken verstanden werden kann.* «
(Frick-Baer 2014, S. 74)

Da uns in der therapeutischen Praxis Menschen begegnen, die an ihren Dissoziationen leiden, ist unsere Grundannahme zum Traumaverständnis, dass Traumatisierung ein Prozess und in erster Linie ein sozialer Prozess ist, hilfreich, um dem Leiden zu begegnen. Im Traumaereignis erfahren Menschen einen Bruch im Erleben, sozusagen einen »Filmriss«. Dissoziation nimmt zwar eine traumatische Erfahrung aus dem Bewusstsein. Aber unsere Erfahrung ist, dass es in jeder Dunkelheit einen Spalt zum Licht gibt, mag er noch so klein sein. Wenn die Klient*innen und Patient*innen im kreativen therapeutischen Prozess mit uns Therapeut*innen gemeinsam auf die Suche nach Abgespaltenem und Betäubtem gehen wollen (und ihr ausdrücklicher Wille ist Voraussetzung), dann finden sich im Leibgedächtnis (Seite 31), in der Vielschichtigkeit und Komplexität des Leibbewusstseins, vor allem im Körpererleben und in den Sinneswahrnehmungen, Spuren des Dissoziierten. Daraus lässt sich die Bedeutung kreativer inklusive imaginärer Zugänge zum Erleben und dementsprechender Verfahren ableiten.

20 Welche weiteren Traumabegriffe sind gebräuchlich?

Es gibt Tendenzen, den Begriff des Traumas nicht nur auf die Definition existenziell bedrohlicher Ereignisse und ihren Folgen anzuwenden, sondern ihn auch auf andere Verletzungen, Störungen oder Wunden auszuweiten.

Entwicklungstrauma: Ein Entwicklungstrauma wird zum Beispiel darüber definiert, dass Kinder nicht das bekommen, was sie »für eine gesunde Entwicklung brauchen« (Martina Weissenböck). Diese Definition erweitert den Traumabegriff auf jede Störung, jede Verletzung, jeden Mangel in der kindlichen Entwicklung. Die Gefahr besteht bei dieser Begriffsverwendung, dass der Traumabegriff beliebig wird und damit weder den traumatisierten Menschen mit ihrem Schmerz, ihrem Leid und ihrer Kränkung noch dem Leid der in ihrer gesunden kindlichen Entwicklung beeinträchtigten Menschen gerecht wird. Denn die therapeutischen und pädagogischen Konsequenzen für die unterschiedlich verletzten Menschen müssen andere sein, je nachdem, ob Menschen eine existenzielle Bedrohung oder Verletzungen und Kränkungen aufgrund von Mangel und Störungen in der gesunden Entwicklung im Kindesalter erlebt haben.

Mikrotrauma: Ein ähnlicher Begriff ist der des Mikrotraumas. Damit werden in der Medizin minimale Verletzungen in der Muskulatur des Körpers bezeichnet. Mittlerweile hält dieser Begriff Einzug in die Diskussion über das Verständnis von psychischen Traumata. Wenn jede kleine Verletzung und Kränkung ein Trauma sein kann, und sei sie als »Mikrotrauma« bezeichnet, dann werden alle Unterschiede im Erleben der Menschen zwischen ihren »kleinen« Verletzungen, die durchaus schmerzlich sein können und wahr- und ernst zu nehmen sind, und ihren »großen« Traumata, die existenzielle Bedrohung beinhalten, verwischt und der Begriff »Trauma« wird damit bedeutungslos.

Bindungstrauma: Ähnliches gilt auch für die Bezeichnung »Bindungstrauma«. Damit wird die Erfahrung bezeichnet, dass die Beziehung zwischen einem Kind und einer seiner Bezugspersonen massiv gestört wurde, meist durch fortlaufende Erfahrungen. Hier ist vor allem der Unterschied zu dem Begriff der Bindungsstörungen unklar. Auch hier ist wichtig zu betonen, dass nicht jede negative Erfahrung, die belastende Folgen haben und zu Bindungsstörungen führen kann, ein Trauma ist. Es ist notwendig, den Traumabegriff eng zu halten, so wie er in den Antworten auf die ersten Fragen definiert worden ist, gerade auch, weil traumatische Beziehungserfahrungen und erfahrene Bindungsstörungen jeweils anderer, differenzierter Interventionen zur Beziehungsheilung bedürfen.

Sequenzielle Traumatisierung: Andere Begriffe sind nützlich, zum Beispiel der der »sequenziellen Traumatisierung« (Keilson 1979/2000), und leisten einen wichtigen Betrag zum Traumaverständnis. Er beschreibt einen Prozess, in dem Menschen unter mehreren aufeinander folgenden Traumatisierungen leiden.

21 Wie geht Erste Hilfe bei Traumatisierungen?

Menschen, die ein traumatisches Ereignis erleben, fühlen sich, als wären sie aus der Welt gefallen. Sie brauchen andere Menschen, um wieder in die Welt »hineinzukommen«. Sie brauchen andere Menschen, die ihnen schon in der ersten Begegnung dabei helfen, wieder eine Verbindung zur Welt herzustellen. Sie brauchen andere Menschen, die das Signal geben: »Ich weiß, was dir passiert ist und ich bin da!«, »Ich bin mit Ihnen in Verbindung«, »Ich passe auf Sie auf«, »Ich halte deine Hand« … Da ist scheinbar weniges sehr viel. Wenn ein*e Helfer*in – ob als professionelle Notfallhilfe oder als Freund*in zum Beispiel – erste Hilfe bei einem Opfer eines traumatisierenden Ereignisses leistet, dann ist dies ein wesentlicher Bestandteil der Hilfe. In der unmittelbaren »Zeit danach« brauchen fast alle Opfer, dass sie spüren, nicht allein zu sein.

Da sein und Beistand leisten

Reden, Organisieren, Aktiv-Werden: Alles das kann manchmal notwendig und für die einen richtig sein, für die anderen nicht. Es kann manchmal von dem Entscheidenden ablenken: die Menschen durch elementare Gesten spüren zu lassen, dass sie nicht alleine sind. Manchmal ist verständlicherweise (und menschlicherweise) die Betroffenheit und Hilflosigkeit und der Wunsch zu helfen so übermächtig, dass die Helfer*innen unter Druck und Stress geraten, sie müssten jetzt »genau das Richtige« tun: die richtigen Worte finden, das Richtige tun … Da ist es gut zu wissen, dass es, wie wir wiederholt von traumatisierten Menschen erfahren haben, das Richtige sein kann zu schweigen. Still nebeneinanderzusitzen, zu zeigen, dass man da ist und Beistand leistet, kann eine not-wendende Hilfe sein. Das zählt. Das ist wichtig, sich immer wieder bewusst zu machen. Entscheidend ist dabei, dass sich die Helfer*innen dem einzelnen Menschen und seiner Not zuwenden, dass sie ihn nicht zu Aussagen oder bestimmten Verhaltensweisen drängen. Denn die Menschen, um die es hier geht, haben eine extreme Belastung erfahren. Sie wurden bedrängt, durch Gewalt oder sexuelle Gewalt, durch Unglück oder andere schlimme Erfahrungen. Manchmal sind die Menschen, die erste Hilfe benötigen, nicht in der Lage, das, was sie bewegt, zu teilen. Manchmal wirkt die Erstarrung nach und braucht Zeit, um langsam wieder aufzutauen. Dann ist es wichtig, dies zu akzeptieren, ihnen Zeit zu lassen und an ihrer Seite zu bleiben.

Unterstützen und Selbstbestimmung achten

Hilfreich kann auch sein, die traumatisierten Menschen zu fragen, ob es jemanden gibt, der ihnen nahesteht und sie weiter unterstützen und begleiten könnte: »Soll ich jemanden informieren? Wen wünschen Sie sich hier?« Manchmal gehen Menschen auf diese Frage bzw. dieses Angebot ein und manchmal schütteln sie einfach stumm den Kopf. Das mag daran liegen, dass ihnen in dieser Situation kein anderer Mensch einfällt oder sie niemanden haben, dem sie sich in dieser Situation anvertrauen mögen. Oder, und das scheint uns der häufigste Grund zu sein, sie sind noch nicht in der Lage, eine Entscheidung zu treffen, wen sie sich wünschen, wen sie brauchen. Das ist ebenso wichtig zu respektieren wie die Entscheidung für einen bestimmten Menschen. Besonders, wenn Menschen sexuelle Gewalt erlebt haben, ist die unmittelbare Hilfe ein Balanceakt: Einerseits bedürfen sie in ihrer Not wie jeder Mensch der Unterstützung eines vertrauten Menschen, andererseits ist es wesentlich, sie in ihrer Autonomie zu unterstützen, eventuell niemandem in dieser Situation Vertrauen schenken zu können. Denn ihr »Nein« wurde im traumatisierenden Ereignis nicht gehört, sie wurden in existenziell bedrohlichem Maße bedrängt und ihre Entscheidungsfähigkeit und Selbstbestimmung missachtet. Dies gilt es zu verstehen, will man durch das Misstrauen hindurch diesen traumatisierten Menschen helfen.

Zeit geben und versuchen, eine vertrauensvolle Beziehung aufzubauen

Gerade, wenn die erste Hilfe einem in dieser Art bedrängten Menschen gilt, einem Kind gar, stünde es nun eigentlich an, mit diesem Menschen, mit diesem Kind zum Krankenhaus zu fahren zur Beweissicherung, Spermaspuren, blaue Flecke usw. festzuhalten, um die Täter*innen dingfest machen zu können. Das ist wichtig und manchmal gelingt dies auch. Aber oft sind gerade die Kinder dazu gar nicht in der Lage. Sie wollen nicht wieder in eine andere Atmosphäre, in eine Klinik. Sie wollen nicht von fremden Menschen begutachtet, berührt, betrachtet werden … Dann gilt das Gleiche wie schon gesagt: Erst muss Wert darauf gelegt werden, Zeit zu geben, eine vertrauensvolle, helfende Beziehung aufzubauen, und die Menschen so zu begleiten, dass sie sich in ihrem Menschsein gewürdigt fühlen. Der Opferschutz, das Kindeswohl wie überhaupt das Wohl der Opfer muss an erster Stelle stehen. Auch in der nachfolgenden Zeit der eventuellen polizeilichen Befragungen und der Beweissicherung im Krankenhaus muss es sich durch einen würdigen Umgang beweisen, dass der verletzte, traumatisierte Mensch im Mittelpunkt des Interesses steht und nicht allein die Dokumentation des Tathergangs und der Spuren. Wir wissen aus unserer therapeutischen Praxis, wie unerträglich und retraumatisierend es für Opfer sexueller Gewalt ist, wenn sie sich wieder zum Objekt gemacht fühlen, und wie hilfreich, wenn sie sich in ihrem Schmerz und in ihrer Individualität gesehen und gehört, geachtet und wertgeschätzt fühlen.

Co-traumatisierte Menschen brauchen ebenfalls Unterstützung

Zur ersten Hilfe (im zweiten Schritt) kann auch gehören, die traumatisierten Menschen bei konkreten sachlichen, organisatorischen Entscheidungen zu unterstützen. Aber nicht nur sie selbst, sondern ebenso die co-traumatisierten Menschen, die unter Schock und Handlungsunfähigkeit stehen, bedürfen der Hilfe, Begleitung und Unterstützung. Auch sie sind in der unmittelbaren Zeit danach oft gar nicht in der Lage, selbst Entscheidungen zu treffen. Auch sie erleben sich manchmal als aus der Welt gefallen. Wie können sie da Entscheidungen treffen? Auch manche co-traumatisierte Menschen können nicht mehr Auto fahren. Manche wissen nicht mehr, wo ihre Wohnung ist oder wen sie anrufen können. Sie wissen nicht mehr, ob sie Appetit haben, ob sie etwas essen wollen oder nicht, ob sie etwas trinken wollen oder nicht usw. Ganz konkrete alltägliche Entscheidungshilfen können deswegen für traumatisierte wie für co-traumatisierte Menschen eine große Unterstützung sein.

Und auch das sollte man als Ersthelfer*in berücksichtigen: Co-traumatisierte Menschen reagieren manchmal »unverständlich« für diejenigen, die nicht damit vertraut sind, welche Folgen auf das Verhalten Traumata und Co-Traumatisierungen auf Menschen haben können. Da sagt ein Vater, der seine Tochter bei einem Unfall verloren hat, plötzlich: »Ich weiß gar nicht, wie man eine Beerdigung vorbereitet.« Er hat seine ganze existenzielle Erschütterung in diesen Satz »gepackt«. Dann erweist sich das ernsthafte Gespräch darüber als ein erster Schritt, eine erste Brücke, um ihm zu helfen, in die Welt zurückzufinden.

22 Was ist mit »Täterintrojekten« gemeint?

Um es vorab zu sagen: Wir halten diesen Begriff für unglücklich gewählt und seine Bedeutung für die Beschreibung einiger Aspekte des Traumaprozesses ungeeignet.

Ein Introjekt bedeutet, wörtlich übersetzt, »etwas, das hineingeworfen« wurde. Täterintrojekt bedeutet also, wörtlich genommen, dass ein Täter, zumindest aber dessen Haltungen und Verhaltensweisen, (in die Opfer) hineingeworfen wurden. Im Zusammenhang mit traumatischen Erfahrungen werden somit also v. a. Haltungen und Verhaltensweisen der Täter*innen in ihren Opfern zurückgelassen, die diese als Eigenes übernommen haben bzw. übernehmen mussten. Damit wird erklärt, dass manche Opfer aggressiv werden (was mit den Aggressionen der Täter*innen gleichgesetzt wird) oder sich selbst immer wieder in gefährliche Situationen bringen (was als Zwang zur Wiederholung des Tathergangs erklärt wird) oder sich selbst hassen. Die meisten Opfer traumatisierender Gewalt, denen wir in unserer therapeutischen Praxis begegnet sind und denen wir zuhören durften, lehnen diesen Begriff ab. Sie wehren sich dagegen, von Täter*innen, die sie als bedrohlich und schrecklich erlebt haben, etwas übernommen zu haben, in manchen Aspekten so zu sein wie sie. Sie sind gekränkt und empört darüber, dass ihnen zugeschrieben wird, sich wie die Täter*innen zu verhalten. Eine Klientin drückte es einmal, zugegeben drastisch, aber nachvollziehbar so aus: »Ich möchte nicht von all dem Bösen besetzt und gesteuert sein.«

Alles Verhalten, das mit sogenannten Täterintrojekten erklärt wird, kann auch – und wie wir finden einleuchtender – durch andere Aspekte des Traumaerlebens nachvollziehbar werden, wie wir es ausführlich bisher beschrieben haben. Um nur einen Aspekt beispielhaft hier noch einmal aufzugreifen: Aggressives Verhalten von Opfern kann als Notwehr vor möglichen Wiederholungen der Taterfahrungen verstanden werden, auch als vorsorgliches Handeln und Fühlen, ausgelöst durch Trigger. Und wenn sich manche Opfer in ähnlichen Situationen wie in den traumatisierenden wiederfinden, so spricht dies eher dafür, dass durch die Gewalterfahrung die Angst so groß wurde, dass sie auch in der Folgezeit betäubt oder abgespalten blieb, also nicht mehr spürbar ist und dementsprechend nicht mehr als Leitlinie vorsichtigen Verhaltens genutzt werden kann.

Der Begriff der Täterintrojekte hat unserer Meinung nach auch da keine Bedeutung und Berechtigung, wenn es darum geht, eine Erklärung zu finden für die Gewaltbereitschaft und -tätigkeit von Täter*innen, die verroht sind, die weder Mitgefühl noch Schuldgefühle kennen. Manche Opfer haben solch entsetzliche Gewalt erfahren, dass die erlebbaren Schutzgrenzen ihrer Intimität so zerstört wurden, dass sie in der Folge gegenüber anderen Menschen keine Gefühle mehr dafür haben. Sie wurde so gefühllos und so mitleidlos behandelt, dass bei einigen das Gefühl der Gefühllosigkeit an die Stelle des Mitgefühls getreten ist. Nach unseren Erfahrungen sind das Ausnahmen. Es handelt sich meistens nicht um Täterintrojekte, sondern um Folgen der traumatisierenden Taten.

Trauma und Gefühle

Traumatische Erfahrungen haben große Auswirkungen auf die Gefühlslandschaft eines Menschen; es können zum Beispiel Ängste, Panikattacken oder Schamgefühle auftreten.

23 Wie können Traumata Ängste beeinflussen?

Dass nach traumatischen Erfahrungen Ängste auftreten, ist normal. Angst ist ein Vorsichtsgefühl. Ihr Sinn besteht darin, dass wir Menschen aufpassen, uns nicht zu gefährden. Wir bemühen uns auch, andere Menschen vor Bedrohungen zu schützen, wenn wir Angst um sie haben. Da ein traumatisches Ereignis als existenzielle Bedrohung erlebt wird, muss dies Angst machen. Diese Angst hallt nach.

Panikattacken

» *Eine Frau erzählt, dass sie immer wieder Panikattacken erlebt. Sie erlebte in einem vollbesetzten Bus einen Unfall und sah, wie der Bus auf eine Mauer zufuhr. Sie konnte nicht fliehen, sie hatte keine Chance. Das war das Erleben, was sich in ihrer Angst wiederholte. Sie sagt: »Zum Beispiel, wenn ich in der Schlange im Supermarkt stehe und da viele Menschen um mich herum sind, dann erinnert mich das irgendwie an diese Situation. Ich weiß es nicht, auf jeden Fall entsteht Panik und ich habe den Impuls zu schreien und fluchtartig den Supermarkt zu verlassen. Immer wenn es eng wird, kann die Panik kommen …«* «

Der Mandelkern, das System des Schutzes und der Warnung im menschlichen Gehirn, übernimmt in solchen Situationen das Kommando und versucht den Menschen wie diese Frau dazu zu bewegen, die gefährdete Situation zu verlassen. Auch hier ist das Ziel dieses Gefühls, dass sich der Mensch schützt, auch wenn dieses Ziel nicht immer zu erreichen ist. Eine andere Folge von traumatischen Erfahrungen sind dauerhafte Ängste.

Angst als Dauergast

» *Herr N., der eine traumatische Erfahrung als Zeuge erlebte, ist seitdem dauerhaft ängstlich: »Ich schaue oft über meine Schulter, um zu sehen, ob mir jemand folgt. Auch an dunklen Stellen habe ich Angst, manchmal schrecke ich nachts vor Angst auf. Wenn meine Kinder, meine Frau außer Haus gehen, habe ich Angst um sie. Irgendwie ist die Angst um mich herum und in mir zu einem Dauergast geworden.«* «

Diffuse Ängste

Ängste, die keine Quellen in traumatischen Ereignissen haben, sind meistens konkret. Wir Menschen haben Angst davor, vom Blitz erschlagen zu werden oder einen Fehler zu machen, wir ängstigen uns, dass unser kleines Kind auf eine heiße Herdplatte fasst oder vom Stuhl fällt. Je konkreter solche Ängste zu identifizieren sind, desto eher können wir vorsichtig handeln, um für uns und für die Menschen, die uns nahestehen, Unglück zu vermeiden. Eine traumatische Angst ist existenziell, sie entspringt einer existenziellen Bedrohung. Hier hilft es nicht, die Ängste zu konkretisieren, um konkrete Vorsichtsmaßnahmen zu ergreifen, die Ängste bleiben oft diffus und umfassen große Teile des menschlichen Erlebens der betroffenen Menschen. Hier hilft vor allem das, was in der traumatischen Situation gefehlt hat: Schutz, Halt und Geborgenheit.

» *Meistens verringern sich die Ängste im Laufe der Zeit, auch die traumabedingten Angstgefühle. Wenn dies nicht der Fall ist, sollten die betroffenen Menschen in besonderem Maße unterstützt werden oder selbst Hilfe suchen, um die Dauerängste zumindest abmildern zu können. Sie brauchen die Hilfe von Menschen in ihrer Lebenswelt, bei denen sie sich sicher und geborgen fühlen, die sie schützen.* «

24 Warum sind traumatisierte Menschen oft misstrauisch?

Das Leiden am Gefühl des Misstrauens als eine der Traumafolgen ist unserer Erfahrung nach besonders bei Menschen, die sexuelle Gewalt erlebt haben, ausgeprägt. Das ist erklärlich und verständlich, weil ihr Grundvertrauen in die Welt massiv gestört wurde.

Die meisten Taten sexualisierter Gewalt werden von nahestehenden Menschen ausgeübt, von engsten Familienangehörigen (Eltern, Geschwistern) oder anderen nahen Verwandten, Nachbar*innen, Sportlehrer*innen, Priestern, Freund*innen und andere Personen, denen die Opfer vertrauten. Wer solche Erfahrungen machen musste, entwickelt Misstrauen, denn die Fähigkeit, anderen zu vertrauen, ist beschädigt, hat zumindest ihre Selbstverständlichkeit verloren: »Ich kann niemandem vertrauen.«

Dieses Misstrauen ist berechtigt. Der Sinn des Misstrauens besteht darin, die Menschen dazu anzuhalten zu überprüfen, ob man einem anderen Menschen trauen kann oder nicht. Werden Erfahrungen gemacht, dass das Vertrauen missbraucht wurde, ist das Misstrauen als prinzipielle Warnung vor Vertrauensmissbrauch angebracht, und offensichtlich berechtigt. Es ist deswegen nicht nur erfolglos, sondern auch unerwünscht, das Misstrauen »als solches« abschalten oder abschaffen zu wollen.

Die Traumafalle

Nun ist es aber so, dass traumatisierte Menschen oftmals zutiefst an ihrem Misstrauen leiden, vor allem nahestehenden Menschen gegenüber, denen sie vertrauen wollen und nach eigener Erfahrung auch vertrauen können, die sie lieben und bei denen sie sich »eigentlich« sicher fühlen könnten. Sie wissen und spüren manchmal verzweifelt, dass diese anderen Menschen wiederum oftmals daran leiden, dass ihnen der geliebte und nahestehende Mensch misstraut. Wir nennen dies die »Traumafalle«: die Falle, den Spalt, der sich im Erleben der traumatisierten Menschen auftut zwischen Beziehungsmisstrauen und Beziehungssehnsucht – und in die auch die anderen vertrauenswürdigen (!) nahestehenden anderen Menschen drohen hineinzufallen. Für beide Seiten ist es schmerzlich, immer wieder diese Ambivalenz zu spüren. Sie speist sich aus den realen Erfahrungen der Traumatisierung und aus dem Bedeutungsüberhang (Seite 34), die damit gemeinsam in die aktuelle Beziehung und Situation Einzug halten. Darum zu wissen und sich darüber gegenseitig auszutauschen und zu verständigen, hilft dabei, immer wieder einen Ausweg aus dieser Falle zu finden und auf Dauer als traumatisierter Mensch einen neuen Boden für die subjektive, ganz eigene Balance zwischen Misstrauen und Vertrauen finden zu können.

Wann ist Misstrauen nötig?

Wenn also die Antwort auf das Gefühl des Misstrauens nicht sein kann, es abzuschalten oder abzuschaffen, sollte die Frage eher lauten: »Woran erkenne ich, woran erkennst du oder erkennen Sie, dass du/Sie misstrauisch sein sollten?« Opfer traumatisierender Gewalt wissen diese Frage meistens nicht sofort zu beantworten. Doch bei längerem Nachdenken oder wenn sie sich im Umgang mit anderen Menschen beobachten, spüren sie oft, woran sie ihr Misstrauen festmachen können.

- »Wie mich jemand anschaut. Daran merke ich, was Sache ist.«
- »Ich kann es daran merken, dass mir kalt wird.«
- »Ich kann es daran merken, dass ich nicht mehr wage zu atmen.«
- »Wenn ich mich am liebsten unsichtbar machen würde.«
- »Ich merke an der Stimme, ob etwas nicht stimmt, ob Gefahr droht. Irgendwie ist dann in der Stimme etwas, was mich misstrauisch macht.«

Und wann kann man Vertrauen wagen?

Gleichermaßen wichtig ist die Frage, woran Opfer (sexueller) Gewalt merken, dass sie vertrauen oder zumindest einen Vertrauensvorschuss geben können – und sich die Antwort darauf bewusst zu machen.

- »Ich merke das an einer bestimmten Art von Blicken, ich weiß gar nicht, wie ich das genau beschreiben kann – irgendwie interessiert an mir, aber auch zurückhaltend, vielleicht so ein bisschen scheu.«
- »Es ist manchmal die Stimme, die Tonlage einer Stimme, die irgendwie wahrhaftig klingt und auf mich irgendwie beruhigend wirkt.«
- »Ich merke das daran, ob mir ganz warm ums Herz wird.«
- »Für mich ist ganz wichtig, dass sich jemand freut, wenn er mich sieht. Wenn wir uns begegnen.«

Mit einer weiteren Frage lohnt es sich zu beschäftigen, möchte man als traumatisierter Mensch einen Weg aus der Traumafalle finden.

»Was tue ich, wenn sich mein Misstrauen meldet?«

Unser Rat ist zunächst einmal: wahrnehmen und ernst nehmen, dass es so ist. Das Gefühl des Misstrauens nicht überspringen. Sich, wenn es geht, für einen Moment die Zeit nehmen und sich seine Antworten auf die oben gestellten Fragen vergegenwärtigen. (Und sonst später dem Nachklang der Situation lauschen und daraus zum Beispiel Schlüsse »für das nächste Mal« der Begegnung ziehen.) Und dann die unterschiedlichen individuellen Möglichkeiten und Reaktionen, die sich für traumatisierte Menschen auftun, nutzen. Sie können das Misstrauen auf die Art und Weise, wie es ihrem Empfinden nach in den Zusammenhang der Begegnung und des Dialoges passt, ansprechen, sie können sich aber auch zurückziehen oder, wenn das Misstrauen konkrete Bedrohung meldet, fliehen oder in den kämpferischen Modus gehen, wenn sie sich dazu in der Lage sehen oder es die Situation verlangt, und sagen: »Lassen Sie mich in Ruhe!«, »Hau ab!« oder »Treten Sie von mir weg, sonst rufe ich um Hilfe.« Es ist für traumatisierte Menschen ganz besonders wichtig, sich, schon bevor bedrohliche Situationen eintreten können, damit zu beschäftigen, welche Art des Schutzes und der Wehrhaftigkeit zur eigenen Persönlichkeit passt, wenn das Misstrauen Alarm schlägt.

25 Welche Bedeutung und welche Folgen hat der Schrecken?

Wer sich existenziell bedroht fühlt und ein Trauma erlebt, bezeichnet diese Erfahrung meist als »schrecklich«. Diese Erfahrung wirft ihren dauerhaften Schatten in das Gefühlsleben eines Menschen, wird oft zu einem Grundgefühl des Lebens und wird gleichzeitig begleitet von der Erfahrung des Erschreckens. Denn sehr viele traumatische Erfahrungen geschehen plötzlich, überfallartig, sodass sich die betroffenen Menschen oft als »zu Tode erschrocken« erleben und in der Folgezeit unter erhöhter Schreckhaftigkeit leiden. Da reicht manchmal schon das Schrillen eines Telefons oder andere eigentlich harmlose Trigger, um den Schrecken wiederzubeleben. Der Schrecken, das Erschrecken haben allerdings ursprünglich die Bedeutung, vor drohender Gefahr zu warnen und sie abzuwehren oder ihre Folgen zu vermindern. Körperlich führt er zu erhöhter Anspannung, die unmittelbar und unbewusst eine der beschriebenen körperlichen Reaktionen: »figth or flight, freeze or fragment« (»vier F«) in Gang setzt.

Erstarrung

Doch bei manchen Menschen dauert die »Schrecksekunde« der traumatischen Erfahrung deutlich länger als eine Sekunde, sie bleiben im Schreck erstarrt, manchen bleibt er in der Mimik, in der Gestik oder im Körperausdruck über längere oder lange Zeit eingeschrieben. Körperlich weicher zu werden, hilft sowohl kurz- als auch langfristig, den festgehaltenen Schrecken, die Starre zu lösen. Dabei kann die Hand oder die Umarmung eines zugewandten, vertrauenswürdigen Menschen helfen, ein beruhigender Zuspruch und alles, was glaubwürdig Schutz verspricht. Die Lösung des hohen Anspannungsniveaus kann darüber hinaus über Entspannungsübungen, über Tanzen, über Sport, über das Spazierengehen mit dem Hund, eben über all das erfolgen, was den betroffenen Menschen guttut und ihr Körpergefühl wiederbelebt und sie aus der Erstarrung erlöst.

Bilder eines Abgrunds

Viele Menschen mit Traumataerfahrungen, vor allem mit sexualisierten oder anderen Gewalterfahrungen, leiden unter inneren Bildern des Schreckens. In diesen Bildern fallen sie in einen Abgrund oder stehen sie am Rande eines Abgrundes oder »fallen, fallen, fallen ins Nichts«. Diese Bilder zeigen sich in nächtlichen Träumen oder in angstvollen Tagträumen, oft auch in Bildern, die sie malen, oder in Sprachbildern, die sie gebrauchen. Wer traumatisierende Gewalt erlebt hat, fühlt sich, als wäre er oder sie aus der Welt gefallen, zumindest aus der Selbstverständlichkeit des bisherigen Lebens. Das zeigt sich dann in den unterschiedlichsten Variationen von Abgrundbildern.

Was kann helfen?

Gegen die tiefverwurzelte Erfahrung des Schreckens, wie sie sich in erhöhter Schreckhaftigkeit und in inneren Bildern zeigt, helfen Erfahrungen von Schutz und Sicherheit. Vor allem sind Begegnungen und Beziehungen mit anderen Menschen eine wesentliche Unterstützung. Es hilft, wenn die betroffenen Menschen der Frage Aufmerksamkeit schenken: »Wer in meiner Umgebung verdient mein Vertrauen? Wer bietet mir Schutz, wer kann mich halten, buchstäblich und im übertragenen Sinn mit Worten und Blicken?« Und diese Menschen dann aktiv um Schutz und Unterstützung bitten.

Wenn Menschen immer wieder sehr schnell und sehr intensiv erschrecken, wenn sich der Schrecken wie ein Grundgefühl, wie eine Grundgestimmtheit durchs Leben zieht, und die inneren Bilder einen traumatisierten Menschen nicht zur Ruhe kommen lassen, spricht das dafür, sich professionelle Hilfe zu suchen, um die dem Schrecken zugrundeliegende traumatische Erfahrung zu bearbeiten und damit der Quelle des Schreckens Kraft und Macht zu entziehen. Kein Mensch sollte allein diesem »alten« Schrecken wiederbegegnen müssen. Um ihn zu bewältigen, brauchen traumatisierte Menschen andere Menschen, die Mitgefühl und Verständnis für ihr Erleben und ihr Gefühl haben, aber unerschrocken genug sind, dem Schrecken und dem Schrecklichen gemeinsam mit den Klient*innen oder Patient*innen »ins Auge zu schauen«.

Schöpferische Kraft als wirksame »Gegenkraft« nutzen

Eine unserer Überzeugung nach ungemein große »Gegenkraft« liegt darin, auf die schöpferische Kraft von Menschen zu vertrauen, ihre Bilder des Schreckens zu verändern, wenn sie sie und ihr Erleben im therapeutischen Prozess einem anderen Menschen mitteilen können, ob über die Sprache oder einen anderen kreativen Ausdruck, über Malen oder Gestalten, über Musizieren oder über Tanzen. In all diesen Aktivitäten liegt die Chance, die Bilder und Gefühle des Schreckens aus ihrer Erstarrung zu lösen, sie in Bewegung zu bringen und »weiterlaufen« zu lassen und dementsprechend einen individuellen Weg aus dem Schrecken zu finden.

» *Alles, was zur Bewältigung des Schreckens hilft, hilft bei der Bewältigung des Traumas. Und alles, was zur Bewältigung des Traumas hilft, hilft dann auch gegen den Schrecken und die Schreckhaftigkeit.* «

26 Wieso können Traumata Schamgefühle hervorrufen?

Viele Gewaltopfer schämen sich. Warum ist dies so? Die Scham hat wie jedes Gefühl einen Sinn. Dabei ist zwischen zwei Arten von Schamgefühlen zu unterscheiden. Die erste ist die natürliche Scham. Sie tritt auf, wenn Menschen das, was sie zu ihrer Intimität zählen, zu ihrem engsten, persönlichen Erleben, nicht mit anderen teilen wollen, aber die Gefahr besteht, dass dies an die Öffentlichkeit kommt. Peinlichkeit als Ausdruck des Gefühls der natürlichen Scham wird dann spürbar. Die natürliche Scham ist der Wächter der Intimität.

Wenn Menschen eine traumatische Erfahrung erleiden mussten, insbesondere wenn es um Gewalterfahrungen und vor allem um sexualisierte Gewalt geht, wurden die Grenzen ihrer natürlichen Scham verletzt, ihre Intimität wurde entblößt, die Grenzen des Schutzes der Intimität wurden durchbrochen. Sie wurden zutiefst beschämt. Die Funktion der Scham als Wächterin des Intimsten eines Menschen wird im traumatischen Ereignis außer Kraft gesetzt. Die Schamgefühle, die daraus entstehen, sind nicht »natürlich« und dem Menschen »eigen« – auch wenn sie sich genauso anfühlen –, sondern sind das Resultat identitätsbedrohender Beschämung. Sie erfassen nach dem eigenen Erleben mancher Menschen gerade in der Folgezeit den ganzen Menschen, überfluten ihn und bestimmen sein Auftreten in der Welt.

Viele Menschen, die so massiv in ihrer natürlichen Scham verletzt worden sind, werden danach besonders schamvoll. Dies ist verständlich, denn sie versuchen die Grenzen ihrer natürlichen Scham wieder aufzubauen, sie zu stärken. Manch andere Menschen spüren ihre Schamgefühle nicht mehr, werden »schamlos«, weil ihr Gefühl für die natürliche Scham zerstört worden ist. Es ist ihnen durch die existenzielle Bedrohung und damit die existenzielle Grenzverletzung des traumatischen Ereignisses genommen worden.

Das Gefühl der Scham, dessen Quelle die (gewalttätige) Beschämung ist, kommt nicht von innen, sondern kommt von außen, von anderen Menschen. Menschen werden entblößt und vorgeführt. Das, was zu ihnen gehört, zu ihrer Intimität, zu ihrer Persönlichkeit, wird dem Spott preisgegeben und abgewertet. Beschämungen, die sich in Zuschreibungen äußern wie der, man sei zu dick oder zu dünn, zu schlau oder zu dumm, zu weiblich oder zu männlich, zu groß oder zu klein, zu lieb oder zu wild, zu, zu, zu, zu ..., gehören zur leidvollen und kränkenden »Alltagserfahrung« vieler Menschen. Für traumatisierte Menschen bedeutet dies, dass sich für viele von ihnen die Beschämung in der Zeit nach den traumatischen Ereignissen fortsetzt. Ihre

Not wird nicht nur nicht gesehen und gewürdigt, sondern, im Gegenteil, sie werden mit Schimpfwörtern wie »du Opfer« beleidigt, die im Kern sagen: Du bist »selbst schuld«, du bist »nichts wert«.

Beschämungen abwehren

Menschen mit erniedrigenden und gewalttätigen Erfahrungen fühlen sich oft Beschämungen preisgegeben und sind noch intensiver als andere Menschen, die den »alltäglichen« Beschämungen ausgesetzt sind, durch diese verletzt. Sie brauchen Unterstützung darin, Beschämungen nicht anzunehmen, sondern abzuwehren: »Annahme verweigert, zurück zum Absender!« Das ist nicht leicht und braucht Zeit, braucht Unterstützung und viele neue positive Erfahrungen. Es ist elementar wichtig, von anderen ernsthaft und wahrhaftig zu hören: »Du bist nicht schuld. Du brauchst dich nicht zu schämen. Es sind die Täter*innen, die sich schämen müssten.« Aber wirklich hilfreich und nachhaltig ist diese Würdigung des traumatisierten Menschen unserer Erfahrung nur dann, wenn gleichzeitig im dialogischen Hilfsangebot die Zusammenhänge zwischen Beschämung und den Schamgefühlen der Opfer bekannt und verstanden sind. Darüber kann die besondere Empfindsamkeit traumatisierter Menschen hinsichtlich Beschämungen auch zu einer Kompetenz werden. Wenn sie die eigenen Schamgefühle zulassen und würdigen können, sind sie in der Lage, sie auf ihre Signalwirkung als Beschämung hin zu überprüfen, Beschämungen frühzeitig oder auch im Nachklang zu erkennen und ihnen entgegenzutreten. In jedem Fall brauchen die betroffenen Menschen neue positive Erfahrungen, um Schamgefühle leben zu können und ihnen ihre Berechtigung zukommen zu lassen. Und sie brauchen die Erfahrung, dass die Grenzen ihres intimen Raums geachtet und geschützt werden, nicht nur einmal, sondern immer und immer wieder.

27 Was machen Traumata mit dem Selbstwertgefühl?

Je entwickelter unser Selbstwertgefühl ist, desto eher sind wir Menschen stolz auf uns und handeln, fühlen, verhalten uns selbstbewusst und sicher. Das Selbstwertgefühl zeigt uns Menschen, dass wir etwas wert sind und gewürdigt werden. Viele Faktoren können das Selbstwertgefühl schwächen. Traumatische Erfahrungen und das traumatische Erleben beeinflussen das Selbstwertgefühl fast immer negativ. In einer traumatischen Situation erfahren sich die Menschen als ausgeliefert, ihr »Nein« wird bei Gewalterfahrungen nicht gehört und sie fühlen, dass sie nichts wert sind, dass sie nicht gehört, nicht wertgeschätzt und in ihrer Not gesehen und geschützt werden. Das kann nachhaltige Folgen haben. Das Selbstwertgefühl ist erschüttert und oft über längere Zeit brüchig.

Wenn Menschen in einer Therapie Hilfe suchen, geschieht dies zunächst oft nicht wegen offensichtlicher Traumafolgen oder zur Verarbeitung des traumatischen Erlebens, sondern weil sie sich immer wieder extrem unsicher und verunsichert fühlen. Dass diese Verunsicherung ihres Selbstwertgefühls mit dem traumatischen Geschehen in Verbindung steht, ist den meisten Betroffenen zunächst nicht bewusst.

Wenn Opfer traumatisierender Erfahrungen, insbesondere Gewaltopfer, unter einem verringerten Selbstwertgefühl leiden, dann ist es notwendig, dass sie dieses Gefühl ernst nehmen und auch bei sich respektieren. In dem Maße, in dem sie verstehen, dass dies eine Folge der traumatischen Erfahrung ist, gelingt dies besser. Sie haben dann mehr Verständnis für sich, werden selbstbewusster (sich ihrer selbst bewusster) und kämpfen weniger gegen ihre durch das geringe Selbstwertgefühl beeinflusste Gefühlswelt an.

Gleichzeitig ist es notwendig, auch die eigenen Kompetenzen zu würdigen, die eigene Schönheit und die Kraft, die Fähigkeiten, die Leidenschaften, die Gefühle, all das, was den Menschen ausmacht und was unter dem Schatten der traumatischen Erfahrung vielleicht in den Hintergrund getreten ist. Um dies zu würdigen, braucht es positive Erfahrungen, vor allem aber sind Rückmeldungen anderer Menschen notwendig. Ein Selbstwertgefühl aufzubauen, gelingt nicht allein, auch Kinder und Erwachsene ohne traumatische Erfahrungen brauchen den Blick anderer und die Stimme anderer Menschen, um sich selbst wertzuschätzen. Über diese Wertschätzung anderer entwickelt sich die Selbstwertschätzung. Deshalb braucht die Entfaltung und Stärkung des Selbstwertgefühls andere Menschen, die die betroffenen Menschen wertschätzen und würdigen. Das gilt nicht nur, aber in besonderer Weise für Opfer traumatisierender Gewalt.

28 Was hat es mit dem Gefühl, sich fremd zu sein, auf sich?

»Die andern sind anders«, sagt ein traumatisierter junger Mann. »Ich habe etwas erlebt, was die andern nicht kennen. Die fragen mich manchmal. Aber wenn ich erzähle, denke ich, dass das die anderen gar nicht interessiert. Die wollen das nicht wirklich wissen. Verstehen kann das ja niemand. Ich hab' aufgegeben.«

Solchen Äußerungen und solchen Gefühlen begegnen wir bei zahlreichen traumatisierten Menschen. Sie haben die Zuversicht verloren, es könne sich in ihrem Leben etwas ändern, sie könnten sich verändern. Das ist verständlich, aber Aufgeben ist dennoch nicht die einzige Option. Sie haben – so trauen wir uns zu behaupten – recht und sie haben unrecht, was Veränderungsprozesse durch mitfühlende und interessierte Begegnungen anbetrifft. Richtig ist, dass das Erleben traumatisierender Gewalt eine einzigartige Erfahrung ist. Der Schrecken ist individuell, das Erleben existenzieller Bedrohung eine Erfahrung, die »aus dem Rahmen« fällt und jeden Rahmen sprengt. Eine solche Erfahrung mit anderen zu teilen, stößt an Grenzen, an die eigenen und die anderer.

Darüber reden

Und doch gibt es einige Gegenargumente, die sich dagegen wenden, den Versuch, die Erfahrungen zu teilen, aufzugeben.

Viele Menschen haben ähnliche Erfahrungen gemacht: Es gibt viele, die Gewalt und andere traumatisierende Erfahrungen machen mussten. Unter den Frauen ist es jede Dritte, unter Männern jeder Siebte. Mindestens. Das heißt: Es gibt mehr Menschen mit ähnlichen Erfahrungen, als oberflächlich zu erkennen ist, und viele von denen warten vielleicht darauf, dass sie von den anderen »gefunden« werden.

Teilen von Gefühlen hilft: Mitgefühl, das Teilen von Hilflosigkeit, von Trauer und Zorn auf die Täter*innen – all das ist auch möglich mit einer Person, die nicht die gleichen Erfahrungen gemacht hat wie ein Opfer zum Beispiel sexueller Gewalt. Teilen von Gefühlen hilft.

Wenn Opfer erzählen, tut ihnen das zumeist gut: Durch traumatische Erfahrungen sind Menschen aus ihrer bisherigen Welt des Selbstverständlichen gestoßen worden. Dieses Sich-fremd-Fühlen vergrößert die Erwartungen, von anderen »sowieso nicht« verstanden zu werden. Aber wenn Opfer erzählen, tut ihnen das zumeist gut. Sie begegnen dabei oft dem Erschrecken der anderen. Vieles ist so unvorstellbar, so fremd, so außerhalb dessen, was fassbar ist, dass viele Zuhörende vor Schrecken erstarren und verstummen oder aus dem Kontakt und der Begegnung fliehen. Oft fühlen sie sich selbst damit unwohl und erschrecken vor sich selbst und ihrer abweisenden Art. Dableiben und sagen: »Mir fehlen die Worte. Ich glaube dir, ich glaube Ihnen, und es ist so unglaublich!«, das hilft. Erzählende sollten wissen, dass es manchmal nicht nur die Fremdheit des Geschehens und damit die Unsicherheit sein kann, die wie Interessenlosigkeit daherkommt, sondern eben auch oder gerade der eigene erlebte Schrecken der Zuhörenden, die Erinnerungen an die eigenen schlimmen Erfahrungen oder die Angst, etwas Falsches zu sagen. Da kann es, wenn man sich dazu in der Lage sieht, hilfreich und sinnvoll sein, nachzufragen: »Was ist los?«, wenn man merkt, dass sich im Gegenüber etwas verändert, wenn aus Zugewandtheit Abwehr wird. Wir wollen mit diesen Gedanken über die möglichen Unsicherheiten der Zuhörenden den traumatisierten Menschen Mut machen, den Menschen, denen sie sich anvertrauen möchten, Mitgefühl und Interesse zu unterstellen. Wir wollen ihnen damit nicht die Verantwortung dafür zuschieben, dass der Dialog gelingt. Überforderungen dieser Art mussten sie oft genug bewältigen. Das soll sich nicht wiederholen. Verantwortlich sind und bleiben die anderen.

In sich wohnen

»Ich bin nicht mehr derselbe Mensch wir vorher«, sagt eine Frau und fährt fort: »Ich bin mir fremd.« Dieses »Sich-fremd-Sein« kann mehrere Wurzeln haben, muss nicht nur in traumatischen Erfahrungen begründet sein. Aber traumatische Erfahrungen, wenn die betroffenen Menschen keine Unterstützung erhalten und keinen Trost finden, führen oft zu diesem Fremdheitsbefinden. Der traumatische Schrecken und die existenzielle Bedrohung haben das Zuhause-Sein in der eigenen Person geschädigt oder gar zerstört. Wer »aus der Welt fällt« und nicht mehr in sich wohnt, muss sich fremd fühlen. Was ihm oder ihr widerfahren ist, ist, dass sie durch eine »fremdartige«, existenziell bedrohliche Gewalt aus ihrem erlebten Zuhause-Sein in ihrer selbstverständlichen Welt gestoßen wurden.

Das Gegenteil des Sich-fremd-Seins ist das In-sich-Wohnen. In sich zu wohnen, ist mehr als ein Gefühl. Es ist ein Befinden, das das gesamte Erleben umfasst. Um vom Sich-fremd-Sein einen Weg zu finden zum In-sich-Wohnen, ist es meistens notwendig, sich mit dem zu beschäftigen, was zum In-sich-fremd-Sein geführt hat. Und sich bei diesem Prozess Hilfe zu suchen.

29 Wie können Traumata Sehnsüchte verändern?

Der Sinn von Sehnsüchten besteht darin, durch sie oder mit ihnen eine Verbesserung des Lebens anzustreben. Meist zielen sie nicht auf die nahe Zukunft, sondern in eine fernere Zeit. Meist betreffen sie nicht konkrete Veränderungen, sondern grundlegende Veränderungen der Lebensweise und der Lebenssituation. Insofern sind Sehnsüchte eine Triebfeder der Veränderung hin zu einem besseren, einem gewünschten Leben und gehören zur Lebendigkeit eines jeden Menschen.

Viele Menschen mit traumatischen Erfahrungen erleben ihre Sehnsüchte widersprüchlich. Auf der einen Seite wurden ihre Sehnsüchte, ihre Vorstellungen vom Leben und ihre persönlichen Zukunftsversionen – auch wenn sie noch nicht ausgeprägt oder, wie etwa bei Kindern, noch nicht bewusst vorhanden gewesen sein sollten – radikal durch die traumatischen Ereignisse unterbrochen. In der Folge ziehen sich die Gefühle der Sehnsucht oft ins Allerinnerste zurück, dürfen nicht oder kaum mehr gefühlt werden und ihre Kraft entfalten. Die Sehnsüchte werden durch Rückzug und Resignation gebremst.

Ausgebremste Sehnsüchte

» *Eine Frau Anfang 40, die traumatische Gewalt erlebt hat, erzählt: »Mit meinem Kinderwunsch habe ich abgeschlossen, aber ich wünsche mir immer noch eine große Liebe. Doch auch wenn ich mich danach sehne, bin ich mir eigentlich sicher, dass mir das nicht zusteht. Ich fühle mich oft so allein, aber auch wertlos. Ich kann es nicht und ich schaffe es nicht, etwas zu unternehmen, überhaupt mögliche Partner kennenzulernen, wenn mich jemand interessiert, sie anzusprechen oder auf deren Ansprache oder Anmache zu reagieren. Ich ergreife sofort die Flucht.«* «

Der Rückzug und die geringe Selbstwertschätzung bremsen die Sehnsüchte schon im Entstehen, zumindest aber in konkreten Schritten, die die Sehnsucht erfolgversprechend umsetzen könnten. Doch, und das ist die andere Seite, ist diese Sehnsucht lebendig und beschäftigt viele Menschen. Sie hat Kraft. Wir Menschen, ob traumatisiert oder nicht, sollten die Sehnsucht anerkennen und ihre Bedeutung würdigen. Dies gelingt am besten, wenn wir wagen, sie zu spüren, auch wenn sie weit »entfernt«, zu weit entfernt erscheint, und mit ihr vielleicht die Wut, die Traurigkeit über all die Erfahrungen und verpassten Chancen mit hochgespült werden. Sie kommt »näher«, wenn wir sie mit anderen Menschen teilen, einer guten Freundin oder einem guten Freund, Menschen, denen wir vertrauen und denen wir die Sehnsucht anvertrauen können. Darüber hinaus ist es notwendig, nach konkreten Schritten zu suchen, die in Richtung Sehnsucht erfolgen könnten, ihrer Umsetzung und Verwirklichung näher zu kommen. Liebe beginnt mit der Einladung zu einer Tasse Espresso. Aus den riesigen Sehnsüchten konkrete Wünsche zu machen und zu überlegen und zu beratschlagen, wie diese Wünsche in konkreten Schritten umsetzbar sind, kann helfen, die Sehnsucht aus der Ära des »irgendwann einmal« zu holen und sie, ohne sie in ihrer Größe zu verraten, in der nahen Zukunft zu verorten.

30 Wozu sind Trauergefühle gut?

Der Sinn der Trauer liegt darin, dass Menschen im Trauern von etwas Abschied nehmen, etwas loslassen können. Was losgelassen wird, ist unterschiedlich. Es können Kompetenzen sein, die im Alter verschwinden, es kann der Verlust von Menschen sein, die weggezogen oder verstorben sind. Auch viele andere Aspekte des Lebens und der eigenen Lebendigkeit müssen manchmal losgelassen werden, und das ist traurig. Menschen, die Traumata erlebt haben, haben etwas verloren. Sie haben deswegen viel Anlass zu trauern. Sie haben ihre Selbstverständlichkeit verloren, manchmal auch ihre körperliche Unversehrtheit, ihr

Vertrauen in andere Menschen ist geschwunden oder abhandengekommen. Sie mussten und müssen einiges loslassen und dabei kann Trauern helfen. Dieses Gefühl lebendig werden zu lassen, ist deswegen ein wichtiger Bestandteil des Heilungsprozesses traumatisierter Menschen. Über das Trauern eröffnet sich die Chance, zumindest teilweise von dem belastenden Geschehen loslassen zu können, denn es ist zutiefst traurig, was ihnen widerfahren ist.

Wie geht Loslassen?

Manche Menschen mit traumatischen Erfahrungen haben einen unmittelbaren Zugang zu ihrem Gefühl der Trauer, viele haben damit große Schwierigkeiten. Oft meinen sie (und werden darin von anderen bestätigt), wütend sein zu müssen auf die Täter*innen, und verzweifeln daran, dass sie nicht wütend sein können: »Ich möchte endlich wütend sein. Ich glaube, dann ginge es mit besser.«

Unserer therapeutischen Erfahrung nach geht der Weg der Heilung und des Trauerns als Prozess des Loslassens durchaus manchmal über die Wiederbelebung der Wut, über das Suchen und den Ausdruck der ganz individuellen, ganz eigenen Art und Weise der Wut. Manchmal besteht also einer der Schritte darin, sich aus der Erstarrung und den erstarrten Gefühlen darin zu lösen, der (versteckten) Wut zu folgen, um dann dem ungelebten Gefühl der Trauer seinen bedeutsamen Platz geben zu können. Denn oft wird das Trauern gebremst durch diese traumatische Starre. Zu stark sind eben nicht nur Wut, sondern ebenso, und manchmal sogar für den einzelnen Menschen bedeutsamer, Hilflosigkeit, Angst und Schuldgefühle, die wie eine Barriere vor der Möglichkeit zu trauern stehen.

- »Ich kann nicht trauern. Ich kann nicht weinen. Manchmal will ich, aber es geht nicht.«
- »Wenn ich anfange zu weinen, ersaufe ich im tiefen Teich. Davor habe ich Angst. Und davor, dass ich nicht mehr aufhören kann. Deshalb fange ich gar nicht erst an.«
- Eine andere Frau sagt in einem trotzigen Tonfall: »Ich bin nicht traurig. Und ich habe auch keinen Grund dafür.« Aber ihre Augen sind feucht und lassen die Not, die hinter dieser Behauptung steht, erahnen …

Trauern braucht Begleitung

» *Eine Frau drückt ihre Erkenntnis in der therapeutischen Situation so aus: »Auch wenn ich mit Ihnen zusammen erfahren habe, wie wichtig es ist zu trauern, um all das loszuwerden, was ich verloren habe, was mich schmerzt und manchmal so unfähig fühlen lässt, in dieser Welt zu sein – ich find's so unsagbar schwer. Ich werde dabei immer wieder Ihre Hilfe brauchen, damit ich dabei nicht verzage.«* «

Oft ist es notwendig, sich durch dieses emotionale Gestrüpp hindurchzuarbeiten, damit die Trauer gespürt werden kann. Es ist es wichtig, die Trauergefühle zuzulassen. Manchen hilft es, laut zu sagen: »Das ist traurig, was mir passiert ist.« Noch wichtiger ist es, von anderen Menschen zu hören, dass das, was die Menschen verloren haben, traurig ist.

Loslassen, damit es Raum für Neues gibt

Ja, loslassen, Abschied nehmen – nicht nur von schlimmen, sondern ebenso von guten und schönen Erfahrungen – ist einer der schwierigsten Prozesse, die wir Menschen generell, traumatisierte Menschen im Besonderen, zu bewältigen haben. Aber in dem Maße, wie es gelingt loszulassen, können Menschen mit traumatischen Erfahrungen auch nach dem greifen, was neu ist, was sie sich erwünschen, was sie sich ersehnen. Mit einer vollen Hand kann man nicht zupacken, zumindest nur mit großer Anstrengung. Deshalb ist der Trauerprozess so wichtig. Vielen Menschen erscheint die Trauer zunächst maßlos und sie fürchten, nie mehr mit dem Weinen aufhören zu können bzw. im Meer der Tränen zu versinken. In dieser »dunklen« Phase brauchen sie Unterstützung und Hilfe von Menschen, die ihnen aus Erfahrungen heraus zusichern, dass diese Maßlosigkeit nach dem maßlosen traumatisierenden Geschehen »normal« ist, und die die Zuversicht und das Vertrauen vermitteln, dass diese »Ewigkeit« des Trauerns nur eine Durchgangsphase, ein Durchgangssyndrom, ist.

Auch das ist eine Einsicht und Erkenntnis aus unserer therapeutischen Praxis: Wenn sich nach der als akut erlebten Phase das Gefühl der Unendlichkeit der Trauer entscheidend verändert, wenn sich die Trauer abschwächt – und dies geschieht immer –, können dennoch wieder Trauerphasen einen traumatisierten Menschen »überfallen«, kann Trauer hervorbrechen, manchmal bedingt durch Trigger, oft aber »wie aus heiterem Himmel«. Auch diese Trauer braucht Begleitung durch Therapie, Freund*innen oder andere nahestehende Menschen. Trauern braucht Begleitung, will gesehen, Mitgefühl und Resonanz erfahren und akzeptiert werden. Irgendwann schwächt die Trauer sich ab. Als Grundgefühl, als Boden des Erlebens, bleibt sie einem Menschen erhalten. Sie gehört in ihrer individuellen Eigenheit zu ihm, zu seiner Gefühlswelt.

» *Mit der Trauer verschwindet nicht der Schmerz über das, was dem Menschen widerfahren ist, aber dieser Schmerz und dieser Verlust verlieren an Kraft. Mit jeder Träne, die fließt, verlässt ein Stück des Kummers unser menschliches Herz.* «

31 Warum können Traumata Schuldgefühle hervorrufen?

Viele Menschen, die traumatisiert sind, vor allem Opfer von Gewalterfahrungen, aber nicht nur diese, leiden unter Schuldgefühlen. Sie und ihre Angehörigen und sonstigen Vertrauten können sich diese Schuldgefühle meistens nicht erklären. Deshalb ist es wichtig, sich damit zu beschäftigen.

Der Sinn von Schuldgefühlen besteht generell darin, dass dadurch verletzendes Verhalten gebremst oder verhindert wird. Wer einem anderen Menschen aus welchen Gründen auch immer Schaden zugefügt hat, fühlt sich fast immer schuldig. Das führt dazu, dass sich dieser Mensch darum bemüht, sein Verhalten nicht zu wiederholen. Dabei sind zwei Unterscheidungen wesentlich. Die erste besteht darin, zwischen »kleinen« und »großen, mächtigen« Schuldgefühlen zu differenzieren. Wir Menschen machen ständig kleinere Fehler oder ärgern oder verletzen andere Menschen in unserem Alltag. Oft nehmen wir das nicht wahr. Wenn wir dessen gewahr werden, können wir Schuldgefühle entwickeln, ein schlechtes Gewissen haben. Diese Schuldgefühle kommen und gehen und haben einen mehr oder weniger konkreten Bezug. Wir nennen sie »klein«. Anders ist es bei Schuldgefühlen, die sich dauerhaft in uns Menschen einnisten, die zu einem Dauer- und Grundgefühl werden, das das gesamte Befinden bestimmen kann. Dies ist bei manchen Menschen mit Traumaerfahrungen der Fall. Wenn dann irgendein Ereignis passiert, ob bedeutend oder unbedeutend, spüren diese Menschen ganz selbstverständlich eines sofort, nämlich, dass sie »wie immer« selbst schuld sind. Zumindest ist das ihr erster Impuls. Diese Schuldgefühle sind groß und mächtig.

Schuldgefühle ohne Schuld

Eine zweite Unterscheidung ist noch wichtiger, nämlich die Unterscheidung zwischen Schuldgefühlen mit Schuld und ohne Schuld. Es gibt viele Menschen, die schwere Schuld auf sich geladen haben, aber keine Schuldgefühle empfinden. Sie spalten diese Gefühle ab, verdrängen sie, betäuben sie und suhlen sich in Ausreden, mit denen sie die Verantwortlichkeit auf andere abschieben. Angeblich haben sie ja nur »Befehle ausgeführt« oder »der Alkohol« war verantwortlich oder die Opfer haben sie dazu getrieben. Bei Täter*innen ist diese Schuld ohne Schuldgefühle oft ausgeprägt, während bei den Opfern der Taten oft Schuldgefühle ohne Schuld auftreten. Wer Opfer einer Gewalttat geworden ist, hat keine Schuld, ist dafür nicht verantwortlich, sondern die Täter*innen sind es. Die Machverhältnisse sind eindeutig. Und doch entstehen dann oft die Schuldgefühle der Opfer. Menschen, die in oder nach der Zeit des Nationalsozialismus dem KZ und der vollständigen Vernichtung entkommen sind, haben erschütterndes Zeugnis darüber abgelegt, dass sie sich mit den »Schuldgefühlen der Überlebenden« lebenslang quälten. Sie fühlten sich schuldig, weil sie überlebt hatten und die meisten anderen, vor allem ihre nächsten Angehörigen und ihnen nahestehenden Menschen, nicht.

Oft liegen die Quellen der Schuldgefühle ohne Schuld in der Fassungslosigkeit und Ohnmacht, die die Opfer erleben mussten. Anderen Menschen oder Naturgewalten völlig ausgeliefert zu sein, ist kaum aushaltbar. Wir Menschen brauchen zumindest einen Rest an Wirkungsmöglichkeit, zumindest in unserer Vorstellung. Deshalb entstehen dann Gedanken wie: »Hätte ich doch das Haus vor dem Erdbeben verlassen«, oder: »Wäre ich doch nicht zu dem Konzert gegangen!« Manchmal entstehen auch Selbstvorwürfe aus den Schuldgefühlen ohne Schuld wie zum Beispiel: »Hätte ich doch nur auf meine Mutter gehört und …« »Hätte ich mich doch nur mehr gewehrt!« Oder das Gegenteil: »Hätte ich mich doch nicht gewehrt, dann wäre es vielleicht alles glimpflicher abgelaufen.«

Auch Beschuldigungen anderer Menschen, so unangemessen sie auch sein mögen, führen manchmal zu Schuldgefühlen ohne Schuld.

Entwürdigende Beschuldigung

» *Warum hast du denn auch den kurzen Rock angezogen und dich so aufreizend geschminkt! Ich hab dich doch gewarnt!«, sagt die Mutter eines vergewaltigten Mädchens, als dieses aufgelöst nach Hause kommt. Die Tochter hört den Vorwurf, versteht, dass sie sich schuldig gemacht hat. Und die später eingeschaltete Polizei sucht auf ähnliche Art und Weise nach ihrer Mitschuld.* «

» *Beschuldigungen dieser Art sind Gift für traumatisierte Menschen. Sie negieren die Machtverhältnisse, suchen Gründe und Ausreden, die nicht gelten, und nur den Täter*innen zunutze kommen, und nehmen den Opfern ihre Würde.* «

Parteilichkeit für das Opfer

Unabhängig von ihrer Entstehungsgeschichte: Schuldgefühle ohne Schuld haben mit Logik nichts zu tun. Sie halten einer vernünftigen Überprüfung nicht stand. Sie sind ein emotionaler Reflex, der viele Opfer belastet. Es ist notwendig, dieser Schuldgefühle ohne Schuld gewahr zu werden und sie ernst zu nehmen, wie unsinnig sie einem auch erscheinen mögen. Sie verschwinden nicht, indem man sie »weghaben« will. Sie wollen gewissenhaft auf ihre gefühlsmäßige Bedeutung hin überprüft werden und den ihnen angemessenen Platz im Gefühlsleben erhalten. Dazu erscheint es uns ebenso notwendig zu sein, diese Schuldgefühle auszusprechen und mit anderen Menschen zu teilen. Es hilft, immer wieder von anderen vertrauenswürdigen und gewissenhaften Menschen Parteilichkeit zu erfahren. Opfer von Gewalttaten müssen glaubwürdig hören: »Du bist nicht schuld. Die anderen sind die Täter*innen. Du bist das Opfer!« Und das nicht nur einmal, sondern mehrmals.

32 Was brauchen Gefühle der Hilflosigkeit?

Ganz gleich ob Menschen über einen Verkehrsunfall, eine Naturkatastrophe oder wie meistens durch Gewalterfahrung traumatisiert worden sind, sie fühlten sich hilflos. Diese Hilflosigkeit brennt sich in ihnen ein, wird zu einer existenziellen Erfahrung. Aus der Welt geworfen zu werden, wie viele sagen, oder in einen Abgrund zu stürzen, ist ein extremes und existenzielles Gefühl von Ohnmacht und Hilflosigkeit: »Ich war rettungslos verloren.«

Hilflosigkeit ruft nach Hilfe

Der Sinn des Gefühls der Hilflosigkeit besteht darin, die Menschen, die dies fühlen, dazu zu bewegen, Hilfe zu suchen. Das ist einfach und klar, doch manchmal und insbesondere für Opfer traumatischer Erfahrungen schwer.

Schwierigkeit, Hilfe anzunehmen

» *Ein Mann erzählt: »Seit mir das damals passiert ist, bin ich kaum noch in der Lage, Hilfe zu suchen oder auch anzunehmen. Ich fühle mich dann wieder so verletzlich. Ich habe irgendwie grundsätzlich das Gefühl, dass ich stark bleiben muss, sonst würde ich versagen.«* «

Hilflosigkeit ruft nach Hilfe. Wer sich hilflos fühlt, braucht die Unterstützung anderer Menschen, um aus der Hilflosigkeit herauszugelangen und wieder erste Schritte der Wirksamkeit und Mächtigkeit zu unternehmen. Auch das Gefühl der Ohnmacht ist nicht einfach »wegzubeschließen«, sondern es braucht die Erfahrung, nicht allein zu sein, und es braucht die Erfahrung konkreter Wirksamkeit. Im kreativen Bereich tätig zu werden, ein Bild zu malen oder ein Stoffobjekt zu gestalten, sind Erfahrungen von Wirksamkeit.

Beziehungswirksamkeit erfahren

Besonders aber sind Erfahrungen der Beziehungswirksamkeit wesentlich, um sich aus der Hilflosigkeit und Ohnmacht herauszubewegen. Vor allem Menschen, die Gewalt erfahren haben, haben existenzielle Erfahrungen der Beziehungsunwirksamkeit machen müssen. Ihr Nein wurde nicht gehört. Ihre Worte, ihr Flehen, ihre sonstigen Äußerungen wurden gewalttätig durchbrochen. Sie waren unwirksam gegenüber anderen Menschen. Dies braucht neue Erfahrungen der Wirksamkeit gegenüber anderen, neuen Erfahrungen der Beziehungswirksamkeit. Beziehungswirksamkeit spüren traumatisierte Menschen nicht nur über Erfahrungen des solidarischen Handelns und tätigen Schutzes, sondern auch in den Momenten, in denen sie andere Menschen berühren und diese ihnen ihr Mitgefühl und ihre Erschütterung zeigen: mit Worten des Zorns und der Parteilichkeit, mit Blicken des Verständnisses und der Trauer, mit Gesten des Trostes ... Dieser Prozess ist oft von Misstrauen und auch Rückschlägen begleitet. Doch er ist notwendig und sinnvoll, um sich aus der Hilflosigkeit und Ohnmacht herauszubewegen. Erfahrungen der Beziehungswirksamkeit sind der Kern dessen, was für traumatisierte Menschen heilend wirkt. Es ist der Weg des Aufrichtens.

Hilflosigkeit ist Trigger und Flashback zugleich

Gefühle der Hilflosigkeit können lange anhalten oder immer wieder auftreten. Auf Dauer werden viele Menschen mit solchen Erfahrungen »allergisch« gegen Situationen, in denen sie hilflos sind oder sie andere Menschen als hilflos erleben. Da kann der geliebte Partner oder die Partnerin an einer Krankheit leiden, gegen die »die Medizin« nichts tun kann, da ist das eigene Kind der Willkür einer Lehrerin oder eines Mitschülers ausgeliefert, da wird man Zeug*in eines Unfalls, da wird man plötzlich entlassen und kann nichts dagegen tun ... In vielen Lebenssituationen erfahren Menschen Hilflosigkeit und fast immer schwingt dann bei traumatisierten Menschen die Erfahrung existenzieller Bedrohung und existenziellen Ausgeliefertseins mit. Hilflosigkeit ist Trigger und Flashback zugleich. Das ist wichtig zu wissen, um sich und andere zu verstehen.

Für viele sind solche Hilflosigkeitsgefühle kaum aushaltbar. Sie versuchen, in der Reaktion darauf, Kontrolle über ihr Leben und über die Situationen zu bekommen. Doch das ist menschenunmöglich. Ja, es ist gut, in vielerlei Hinsicht um Kontrolle zu kämpfen, um das eigene Leben zu gestalten und Wahlmöglichkeiten für Entscheidungen zu haben. Aber die Möglichkeiten, Macht über das, was uns Menschen im Leben widerfährt, zu gewinnen, sind begrenzt. Wer aufgrund traumatischen Erlebens von Erfahrungen existenzieller Hilflosigkeit geprägt ist, kann diese Begrenztheit kaum zulassen und kämpft oft verzweifelt darum, Kontrolle zu behalten oder zu gewinnen. Das muss scheitern. Wenn man das nicht akzeptiert, entsteht ein Kreislauf von immer heftigerem Kampf um Kontrolle, Selbstabwertung aufgrund des Scheiterns, neuer Erfahrung existenzieller Hilflosigkeit und daraus resultierendem noch heftigerem Kampf um Kontrolle ... Das ist anstrengend und kann zu Erschöpfung und Zusammenbruch führen.

» *Es ist wichtig zu wissen, dass es eine Traumafolge ist, wenn Hilflosigkeit nicht auszuhalten ist, wenn der Kampf um Kontrolle mit extremer Anstrengung geführt wird. Es ist wichtig einzusehen, dass wir Menschen im Leben nicht alles »im Griff« haben können. Der erfolgreiche Weg aus der Hilflosigkeit ist nicht der Kampf um Kontrolle, sondern die Suche nach Hilfe und die Bereitschaft, Hilfe anzunehmen.* «

Von Angehörigen und Freund*innen brauchen die Opfer traumatischer Erfahrungen zweierlei. Sie benötigen ihr Verständnis für ihre Hilflosigkeit und für ihr Problem, Hilfe anzunehmen, geschweige denn sie zu suchen. Und sie brauchen die Ermutigung, dass es auch Stärke ist, sich helfen zu lassen. Sie brauchen neue Erfahrungen, dass ihre Verletzlichkeit, wenn sie offenbar wird, gewürdigt wird und dass sie geschützt werden.

33 Wie entstehen Gefühle der Wirkungslosigkeit?

Im Alltag machen sich Menschen kaum Gedanken darüber, ob sie wirkungsvoll oder wirkungslos sind. Wir Menschen gehen immer davon aus, dass wir Wirkung haben auf Dinge, die wir bearbeiten und verändern, und auch auf andere Menschen. Doch wenn dieses Grundgefühl der Wirksamkeit verloren geht, dann spüren wir, dass etwas fehlt. Wenn wir zum Beispiel wahrnehmen, dass am Arbeitsplatz das, was wir tun, ins Leere geht und keine Wirkung zeigt, dann beginnen wir uns zu langweilen oder es kann ein Grundgefühl von Sinnlosigkeit entstehen. Wenn wir gegenüber einem Partner oder einer Partnerin das Gefühl haben: »Ich kann machen, was ich will, da kommt nichts an und da verändert sich nichts«, dann wird die Haltbarkeit dieser Partnerschaft nicht sehr lang sein.

Das Gefühl der Wirkungslosigkeit entsteht aus Erfahrungen der Wirkungslosigkeit. Menschen, die Traumata erlebt haben, haben solche Erfahrungen in sehr intensivem Ausmaß gemacht. Sie hatten keine Wirksamkeit, dass der Krieg nicht zu ihnen kommt. Sie konnten eine Vergewaltigung oder andere Gewalthandlungen nicht vermeiden oder verhindern. Sie waren den Naturgewalten hilflos ausgeliefert. So können traumatische Erfahrungen Gefühle der Unwirksamkeit, also der Wirkungslosigkeit, hervorrufen. Diese Gefühle können sich verfestigen und in den Menschen zu einer Selbstverständlichkeit werden.

» *Ob Opfer traumatisierender Ereignisse das Gefühl der Wirkungslosigkeit dauerhaft oder langwierig beibehalten oder ob es sich wieder abschwächt und verfliegt, hängt wesentlich von den Erfahrungen ab, die sie nach dem traumatischen Ereignis machen.* «

Wer ein Gefühl der Wirkungslosigkeit verspürt, braucht neue Erfahrungen der Wirksamkeit. Sich zu vergegenwärtigen, dass man doch »eigentlich« wirksam ist, oder zu beschließen, wirksam sein zu wollen, reicht aber gerade bei traumatisierten Menschen nicht. Das, was gemeinhin mit »Selbstwirksamkeit« bezeichnet wird, entsteht nicht »aus sich selbst heraus«, sondern aus Erfahrungen. Was auf Dauer zählt, sind die Erfahrungen. Deshalb ist es gut, aktiv, vielleicht mit Unterstützung, nach Möglichkeiten neuer Wirksamkeitserfahrungen zu suchen, zum Beispiel nach einer Arbeit oder nach Tätigkeiten, deren Sinn sich dem traumatisierten Menschen selbst erschließt, vielleicht den Garten umzugraben und die Blumen zu hegen und zu pflegen oder kreativ tätig zu sein, zu singen, zu malen, zu tanzen, aus Ton eine Skulptur entstehen zu lassen oder zu schreiben … Am wichtigsten sind neue Erfahrungen der Wirksamkeit mit anderen Menschen. Sich auf Dialoge, die mit der Frage beginnen: »Wie geht es dir?« ernsthaft einlassen zu können und einzulassen, setzt voraus, dass die andere Person Interesse daran zeigt, was passiert ist, und sich danach erkundigt und nachfragt, ohne zu drängen. Wirksamkeit zu erfahren, bedeutet nicht, ausschließlich Zustimmung zu erfahren. Entscheidend ist, als verletzter und verletzlicher Mensch ernst genommen und geachtet zu werden und nicht ins Leere zu gehen.

34 Und was ist mit den aggressiven Gefühlen?

Zu den beschriebenen »vier F« als Reaktionen auf traumatische Ereignisse gehört der »Fight«, das Kämpfen. Das kann sich bei manchen Opfern traumatischer Erfahrungen darin äußern, dass sie häufig aggressiv sind oder eine aggressive Grundstimmung verbreiten, die weder ihnen noch den Menschen in ihrer Umgebung gefällt.

Nun sind aggressive Gefühle wie Ärger, Wut oder Zorn nicht per se verwerflich, sondern oft sinnvoll. Ihr Sinn besteht darin, etwas zu verändern. Wenn sich jemand darüber ärgert, dass die Freundin fast nie anruft, um ein Treffen auszumachen, sondern immer alles von der Person selbst ausgehen muss, dann will sie das verändern. Wenn sich ein Mensch darüber ärgert, dass er seinen Schlüssel nicht findet, dann will er, dass das nicht mehr vorkommt. Aggressive Gefühle zielen auf Veränderung ab. So weit, so gut. Doch manche Menschen leiden unter ihrer Aggressivität. Diese hat oft einen Bedeutungsüberhang, also eine Heftigkeit, die auch ihnen selbst als dem Anlass nicht angemessen erscheint. Oder die Aggressivität wird zu einem Grundgestimmtsein, das die Ausstrahlung und die Atmosphäre bestimmt. In beiden Fällen wird die konkrete Aggressivität gegen etwas, das ärgert und nach Veränderung schreit, intensiviert durch frühere Erfahrungen, die aggressive Gefühle hervorrufen und intensivieren.

Das ist oft bei Menschen mit traumatischen Erfahrungen der Fall. Wer in seiner Existenz bedroht wird und sich entsprechend fühlt, hat mit hoher Wahrscheinlichkeit zunächst den starken Impuls, die Gefahr abzuwehren, sich gegen die Personen zu wehren und gegen sie zu kämpfen. Und außerdem kann sich die nach dem Traumaereignis andauernde Hocherregung und Anspannung in aggressiven emotionalen Ausbrüchen und Handlungen entladen:

- »Manchmal könnte ich bei der kleinsten Sache aus der Haut fahren. So will ich nicht sein.«
- »Ich bekomm schon mit, dass ich oft überreagiere. Für meine Familie ist das nicht gut. Ich schäme mich dann, aber ich bekomme es nicht in den Griff.«

»In den Griff bekommen« können Menschen, deren aggressive Gefühle in traumatischen Erfahrungen wurzeln, diese Gefühle nicht oder nur mit der enorm großen Anstrengungen, sie nicht mehr wahrzunehmen und zu verleugnen. Denn im traumatischen Erleben hatten sie ihre Gefühle auch nicht »im Griff« und konnten nicht »be-greifen«, was ihnen widerfahren ist. Was traumatisierte Menschen weitgehend in den Griff bekommen können und was den meisten mehr oder weniger gut gelingt – auch unter großer Anstrengung und mit viel Kontrolle –, sind aggressive Handlungen gegenüber anderen Menschen. Sich zu vergegenwärtigen, zu wissen, dass man Gefühle generell nicht im Griff haben kann, auch und gerade nicht die aggressiven Gefühle, kann – so paradox sich das im ersten Moment anhören mag – dabei helfen, sie nicht in aggressive Taten umsetzen zu »müssen«. Denn dann kann die »sinnlose« Kraft, die dazu gebraucht bzw. verbraucht wird, die Gefühle zu unterdrücken, wenigstens ein bisschen mehr in die Kraft verwandelt werden, die gebraucht wird zur Kontrolle über Handlungen und Taten.

Noch einen anderen Aspekt wollen wir in diesem Zusammenhang ansprechen, der beleuchtet, wie traumatische Erfahrungen leidvoll zu zu aggressiven Gefühlen oder Handlungen führen können. Wir Menschen sind in der Lage, Gefühle »umzutauschen«. Das geschieht unbewusst und meist nur dann, wenn wir mit diesen Gefühlen allein bleiben und uns alleingelassen fühlen. In der Zeit nach dem Traumaereignis und als Traumafolge sind die drei Gefühle, die am häufigsten in aggressive Gefühle wie Ärger, Wut und Zorn umgetauscht werden, Angst, Scham und Hilflosigkeit. Denn diese drei Gefühle, Gefühle der Ohnmacht, wollen im aktuellen Leben nicht mehr gespürt werden und werden deshalb umgetauscht in Gefühle der Gestaltungsmacht des eigenen Lebens.

Vielen traumatisierten Menschen gelingt es unserer Erfahrung nach besser, nicht gegenüber anderen Menschen aggressiv zu sein als gegenüber sich selbst.

»Ich habe mir geschworen, nie so zu werden wie die«

Manche Opfer traumatisierender Gewalt haben sich – bewusst oder unbewusst – geschworen, nie so zu werden wie die Täter*innen. In der Folge werden sie unfähig, aggressive Gefühle zu spüren und auszudrücken. Wenn doch einmal ein Anflug zum Beispiel eines Ärgers aufkommt, dann wird er unterdrückt oder abgespalten. Auch diese Reaktion schränkt die Lebensmöglichkeiten ein. Selbstverletzungen sind in diesem Zusammenhang der oft verzweifelte Versuch, seine Aggressionen nicht gegen andere zu richten. So ehrenwert es ist, danach zu streben, nicht so wie die Täter*innen zu werden, so sehr bestimmen die Täter mit ihren aggressiven Handlungen doch weiterhin das Leben ihrer Opfer.

» *Den Quellen aggressiver Gefühle nachzuspüren, in diesem Kontext dem Trauma, ist also notwendig, um sie abzumildern, wenn sie zu intensiv sind und sich chronisch im Gefühlsleben einnisten und das Verhalten bestimmen.* «

Hier sind zwei Aspekte wichtig zu beachten: Erstens hilft es, wenn traumatisierte Menschen verstehen, dass es einen Unterschied gibt zwischen der entwürdigenden, menschenverachtenden, gewalttätigen Aggressivität der Täter*innen und einem gesunden Ärger oder Zorn, der die eigene Würde und die Würde der anderen respektiert. Und zweitens können oft andere unlebbare bzw. ungelebte Gefühle das Ausleben aggressiver Gefühle blockieren, oft die Scham, die Trauer, die Schuldgefühle ohne Schuld, aber auch die Liebe und Freude und viele andere mehr, und müssen erst wiederbelebt werden, um Ärger, Zorn und Wut den ihnen gebührenden Raum zu geben.

35 Warum können Traumata zu Einsamkeitsgefühlen führen?

Viele Menschen leiden zumindest gelegentlich – nach Befragungen vor einigen Jahren sind es mehr als 30% und es ist zu vermuten, dass ihr Anteil in Zeiten der Pandemie gewachsen ist – unter dem Gefühl der Einsamkeit. Wie viele Menschen es auch immer sein mögen: Einsamkeit ist leise, sie ist oft verschwiegen oder hat keine Worte, und versteckt sich im Inneren eines Menschen. (Wir sprechen hier nicht von der positiven Gefühlsqualität, die Einsamkeit auch haben kann: »Ich bin dann ganz bei mir«, »Ich finde im Alleinsein Ruhe und inneren Frieden«, »Ich fühle die Verbundenheit mit allen und allem« …)

Das Gefühl der Einsamkeit, das die Menschen nach traumatischen Erfahrungen erfasst, ist leidvoll und wird von ihnen oft als »abgrundtief« und »unendlich« erlebt: »Ich bin in meiner Einsamkeit gefangen. Ich finde keinen Ausweg. Ich bin verzweifelt.«

Diese Einsamkeit findet ihre Quelle in der Verlorenheit und dem Abgeschnittenseins von der Welt, in der Begegnung mit den Monstern der Entwürdigung, sowohl im traumatischen Ereignis als auch in der Zeit danach. Da sie sich oft als Grundgefühl in den Menschen eingehaust, eingenistet hat, versteckt sie sich oft vor dem Menschen selbst.

Einsamkeit als Grundgefühl

»*Ich weiß auch nicht, was mit mir los ist. Ich schaffe es einfach nicht ..., ich weiß nicht mal, was ich nicht schaffe. Aber ich bin unglücklich ... und ehrlich gesagt, schäme ich mich auch so, dass ich so versage ..., dass ich keine Beziehung hinbekomme.*«

Verstärkt wird dieses Gefühl durch die Aussagen anderer Menschen, die nicht verstehen können oder wollen, dass die leidvolle, unüberwindbar erscheinende Einsamkeit durch verletzende Beziehungserfahrung entstanden sein könnte. Sie lassen die Scham, die Schuld- und Versagensgefühle durch neuerliche Beschämung (»Bist selbst schuld, wenn du einsam bist. Gibt doch so viele Möglichkeiten heutzutage, nicht einsam zu sein«) wieder lebendig werden.

Der Einsamkeit liegt eine grundlegende Erfahrung der Identitätsverunsicherung zugrunde. Wenn das Vertrauen in die nahen Menschen und die Welt durch die traumatischen Erfahrungen gestört oder gar zerstört ist und die Liebessehnsucht in die Leere gegangen oder durch Gewalt, Erniedrigung und Demütigung gestört worden ist, liegt die Gefahr nahe, dass sie in die Herzenseinsamkeit führen. Wenn ein Mensch für die Impulse seines Herzens keinen Widerhall findet, schmerzt das. Dieser Schmerz ist unaushaltbar, sodass der einzige Schutz gegen den Schmerz darin besteht, die Herzensimpulse zu verschließen. Menschen leiden daran, dass ihnen nach eigenem Erleben »etwas fehlt«, um sich aus tiefem Herzen anderen Menschen spontan anvertrauen zu können. Das Herz zu verschließen, was im Traumaerleben eine »rettende« Bewältigungsstrategie war, behindert in der Folge leidvoll, Wege zu finden aus der Einsamkeit.

Sich mit der Seele zuwenden

Was traumatisierte Menschen brauchen, um sich nicht »total allein in der Welt« zu fühlen, ist Resonanz – Verständnis, Mitgefühl, Wärme, Zuwendung, Zuversicht und Trost. Sie brauchen Menschen, denen sie sich zumuten, mit der Seele zuwenden können, mit ihrem Schmerz, mit dem, was ihnen über alle Maßen zugemutet worden ist an Kränkungen, Verletzungen und Beschädigungen. Das Wort Mut stammt aus dem indogermanischen »muot« und bedeutet Seele. Wege aus der Einsamkeit führen oft, wenn sie von achtungsvollen, wohlwollenden und liebevollen Menschen begleitet werden, über das Gefühl der Verzweiflung und der Selbstzweifel zu einer größeren Selbstsicherheit. Sie ist nötig, um so viel Vertrauen in andere Menschen und die Welt gewinnen zu können, damit das Herz eine Chance hat, sich ihnen und ihr wieder zu öffnen.

36 Was machen Traumata mit den Beziehungsgefühlen?

Die grundlegenden Beziehungsgefühle, die langfristige Partnerschaften und Freundschaften prägen und festigen, sind die Liebe und das Gefühl der Freundschaft. Viele Menschen mit traumatischen Erfahrungen berichten, dass ihre Liebe, ihre Liebesfähigkeit und -bereitschaft auch nach diesen Ereignissen geblieben ist. Sie wurde und wird aber Belastungen ausgesetzt. Das gilt auch für Gefühle der Freundschaft zu anderen Menschen.

Diese Belastungen sind verständlich, denn alle traumatischen Erfahrungen sind auch oder in erster Linie Beziehungserfahrungen. Es sind andere Menschen, die den Opfern von Gewalt etwas antun. Es sind andere Menschen, die nicht oder nicht genug helfen, die sie im Stich lassen, beschämen oder sonstwie entwürdigen bei und nach traumatischen Ereignissen. All das kann zu Misstrauen gegenüber Menschen führen, insbesondere zu nahestehenden. Dieses Misstrauen wird oft immer wieder über die Liebe und Freundschaft durch Vertrauen ergänzt oder ersetzt, doch es kann immer wieder aufflackern. Auch ziehen sich viele Opfer traumatisierender Gewalt zurück. Die Gewalterfahrung ist eine Erfahrung extremer Abhängigkeit. Und manche, die diese Erfahrungen erleiden mussten, versuchen, Abhängigkeiten zu vermeiden: »Ich will nie mehr von jemandem abhängig sein.«

Auch emotionale Ausbrüche können häufig erfolgen. Ausbrüche der Verzweiflung oder der Aggressivität. All das belastet Beziehungen.

Wesentliche Hilfe ist die Transparenz, also auszusprechen und zu würdigen, was ist, zu würdigen, was alle Beteiligten gerade beschäftigt, vielleicht verunsichert oder belastet, auch angesichts des bzw. der anderen. Beziehungsverletzungen brauchen Beziehungsheilung in der Partnerschaft, in der Freundschaft und in der professionellen Hilfe. Neue, positive Beziehungserfahrungen können die Beziehungsverletzungen weder überdecken noch ungeschehen machen, aber sie können die Menschen in ihrer Beziehungsbereitschaft und Beziehungsfähigkeit durch alle Krisen hindurch stärken. Denn die Sehnsucht nach Liebe und Freundschaft, die Sehnsucht nach Partnerschaft bleiben zumeist bestehen, auch wenn das Leben dieser Sehnsucht belastet ist.

Wenn Menschen durch eine traumatische Erfahrung sich »aus der Welt gefallen« fühlen, bleibt oft auch das Gefühl der Zugehörigkeit auf der Strecke oder wird zumindest geschädigt. Zu wem gehöre ich? Welche Gemeinschaft ist meine Heimat, ist mir selbstverständlich? Diese Fragen können oft, was die Vergangenheit betrifft, nicht beantwortet werden.

Der Weg, das Zugehörigkeitsgefühl wieder zu entwickeln, geht über die Kontaktentwicklung zu einzelnen Menschen. Aus den Kontakten können innigere Begegnungen entstehen, daraus kann ein Freundeskreis erwachsen und so weiter. Die Menschen, denen man sich zugehörig fühlt, müssen nicht verwandt sein. Der Boden der Zugehörigkeit sind nicht immer die Gene, erst recht nicht, wenn traumatische Ereignisse und andere Entwürdigungen im Kreis der Familie erfolgt sind, sondern sind gemeinsame Interessen und gemeinsam geteilte Werte – Wahlverwandtschaften.

Trauma und die Zeit danach

In der Zeit nach einer traumatischen Erfahrung brauchen Menschen vor allem Menschen, die Anteil nehmen, einfach da sind und Trost, Wärme und Unterstützung anbieten.

37 Was ist die »Zeit danach«?

Mit »Zeit danach« wird die Zeit nach einem traumatischen Ereignis bezeichnet. Das Traumaerleben betrifft nicht nur das traumatische Ereignis, sondern auch die Zeit unmittelbar danach. Untersuchungen haben ergeben, dass die Zeit danach eine wesentliche Rolle dabei spielt, ob und wie schnell die Folgen einer traumatischen Erfahrung gelindert werden oder nicht. Ein körperliches Trauma, zum Beispiel ein schwerer Beinbruch, braucht in der Zeit nach der Verletzung Unterstützung und Hilfe: Möglicherweise eine Operation, zumindest aber Medikamente, eine Schiene oder einen Verband, fürsorgliche Begleitung, Besuche im Krankenhaus, Schonung, eine Gehhilfe und unterstützende Menschen … Wird die Wunde körperlich gut versorgt, kann sie wieder zusammenwachsen und heilen. Bei hohen Belastungen kann das Bein dann immer noch schmerzen. Doch in normalen Situationen können sich die Menschen dann wieder ähnlich gut wie zuvor bewegen. Wenn die Unterstützung nicht oder unzureichend erfolgt, dann wächst die Wunde zwar auch irgendwie zusammen, schmerzt dann aber oft bei jedem Schritt. Die Zeit danach entscheidet, ob das Trauma heilt oder nicht.

So ähnlich wirkt die Zeit danach auch für die psychosozialen Traumata. Wenn Menschen sich allein oder alleingelassen fühlen, wenn die seelischen und sozialen Wunden nicht gepflegt werden und keine Hilfe erhalten, dann kann die Wunde sehr lange Zeit offen bleiben. Erhalten die betroffenen Menschen hinreichende Unterstützung, dann kann auch das seelische und soziale Trauma heilen, zumindest vernarben.

38 Wie fühlen sich traumatisierte Menschen in der Zeit danach?

Menschen, die zu ihrem Erleben in der Zeit nach traumatisierender sexualisierter Gewalt befragt wurden, berichteten von ihrem Erleben:

- Viele fühlten sich von ihrem Erleben wie »abgeschnitten«. Manche haben das Ereignis verdrängt und taten so, als wäre es nicht geschehen, und spürten stattdessen eine große Leerstelle. Bei anderen war das Erleben diffus und nebulös.
- Viele spürten eine existenzielle Leere. Da war »nichts zu greifen«. »Da war niemand, keine Menschenseele.«
- Viele zogen sich zurück oder fühlten sich ausgestoßen. »Am schlimmsten war das Alleinsein danach«, sagte eine befragte Frau. Da waren zwar andere Menschen, aber niemand, dem oder der sie sich anvertrauen konnten. Sie blieben allein. Mit dem Vertrauensverlust und dem Gefühl, verloren zu sein, ging ihnen auch ihr Zugehörigkeitsgefühl verloren.
- Das Beziehungsleben wurde beeinträchtigt, vor allem durch Schuldgefühle und Rückzugstendenzen, durch Misstrauen und die Erfahrung, dass andere ihr Leiden ignorierten.

Ähnliche Erfahrungen hören wir von den Menschen, die andere traumatische Ereignisse erleben mussten, die keine sexuelle Gewalt enthielten. Auch hier ist die Zeit danach dadurch geprägt, dass sich die traumatisierten Menschen allein und alleingelassen fühlen.

39 Welche Auswirkungen hat das?

Viele der Auswirkungen, die die Befragten zur Zeit danach äußerten und die sich in den therapeutischen Prozessen (auch eine besondere Form der »Zeit danach«) offenbarten, wurden schon bei der Beantwortung der Fragen zu den Folgen von Traumaereignissen und zu den Gefühlen beantwortet. Das Empfinden, sich in der Welt nicht mehr zurechtzufinden, sich als verloren, verstört und desorientiert wahrzunehmen, wurde genannt. Neue oder veränderte Gefühlsqualitäten traten auf: Scham- und Schuldgefühle, Ekel, Zorn, Einsamkeit, Verzweiflung und das Gefühl der Gefühllosigkeit …

Manche versuchten sich aus der Welt, die sie nicht mehr verstehen und begreifen konnten und die sie fassungslos zurückgelassen hatte, zurückzuziehen. Vielen fiel es schwer, sich gegen Angriffe oder Verletzungen zu wehren. Andere wurden aggressiver und gereizter, die Hocherregung blieb und bestimmte auch ihre Beziehungen zu anderen Menschen. Oft waren Berührungen für die betroffenen Menschen ein Anlass, zu erschrecken und zusammenzuzucken. Die Selbstachtung der traumatisierten Menschen erlitt Schaden durch die Miss- und Verachtung ihrer Person und ihrer Not. Und ihr Selbstbewusstsein erlitt Schaden durch das ausgesprochene oder unausgesprochene, in jedem Fall wirksame Verbot, sich ihrer selbst, ihres Seins und ihrer Gefühle, bewusst zu sein. Das Selbstwertgefühl erlitt Schaden nicht nur durch das Traumaereignis, sondern oft auch lebensbeeinflussend und -bestimmend in der Zeit danach. Oft blieb der Zusammenhang zwischen diesen Auswirkungen und den traumatischen Ereignissen zumindest zunächst weitgehend unbewusst. Viele traumatisierte Menschen entwickelten darüber eine enorme Kraft der Bewältigung durch eine hohe Leistungsbereitschaft und -fähigkeit. Bei den meisten Menschen, denen wir in den Befragungen und in der Therapie begegnet sind, führte dies oft leidvoll früher oder später zu Überforderung und in der Konsequenz zum Zusammenbruch. Oft dann, wenn die Kraft und die Kontrollmöglichkeiten nachließen und der »Raubbau« mit dem Älterwerden spürbar wurde.

40 Was brauchen betroffene Menschen in der Zeit danach?

Wenn Menschen nach traumatisierenden Gewalterfahrungen gefragt werden, was sie in der Zeit danach gebraucht hätten, erwähnen sie meistens Halt, Geborgenheit, Trost und Wärme: »Ich hätte eine Schulter gebraucht, eine Hand, Zeit, ein warmes Gesicht und einfach eine verständnisvolle Stimme.« Andere erwähnen, dass sie Begegnungen gebraucht hätten, also Gespräche, und Blicke, die ihnen zeigen, dass sie richtig sind, dass sie willkommen sind.

In der Zeit danach war nicht das Abarbeiten von Checklisten oder diese oder jene konkrete Handlung gewünscht oder gar gefordert, sondern vor allem die Anteilnahme, die Wärme, das Dasein und die Unterstützung. Diese kann sich in Fragen und Worten äußern oder im Kochen einer Tasse Kakao, einer Einladung zu einem Spaziergang oder im bloßen Nebeneinandersitzen. Es geht also eher um eine Beziehungsatmosphäre als um konkrete Handlungsschritte.

Gewünscht wurde auch, dass von anderen Menschen Interesse daran geäußert wurde, was geschehen ist und wie es den betroffenen Menschen danach geht. Dies hatte einen mehrfachen Sinn. Die betroffenen Menschen fühlten sich damit wertgeschätzt, wenn nach ihrem Befinden, nach ihrem Gemütszustand gefragt wird. Für sie war auch wichtig, dass es Zeug*innen gab, die das Geschehene in der unmittelbaren Zeit danach, aber auch in der Lebenszeit danach und als Folge des Traumaereignisses wahr- und ernst genommen haben und wahr- und ernst nehmen. Drittens war es ihnen wichtig, zu merken und zu spüren, dass auch andere Menschen verstehen, warum sie, die betroffenen Opfer der traumatisierenden Gewalt, oft so verstört und durcheinander sind, warum sie, wie eine Frau sagte: »… ich so viele Macken hatte oder habe und so oft verstumme, wenn ich was sagen müsste. Wenn andere mir böse kommen.«

Auch der Wunsch nach Parteilichkeit war wesentlich. Die Schuldgefühle der Opfer führten oft dazu, dass die betroffenen Menschen an sich zweifelten und sich fragten, ob sie das Geschehen hätten verhindern können, wenn sie sich anders verhalten hätten. Da brauchen sie klare Parteinahme. Sie benötigen andere Menschen, die ihnen sagen und zeigen: »Du bist nicht schuld. Die anderen sind die Täter oder Täterinnen!«

Die Solidarität von Menschen, die Partei für die Opfer ergreifen, die zeigen, dass es einen Wert hat, Seite an Seite zu stehen, ist eine wesentliche Erfahrung, um das Selbstwertgefühl zu behaupten bzw. wiederaufzubauen.

41 Wann ist die »Zeit danach« zu Ende?

Es gibt keine objektiven Maßeinheiten für die »Zeit danach«. Für viele ist die unmittelbare Zeit danach, also der Zeitraum der ersten Stunden, Tage und Wochen nach einem traumatisierenden Ereignis, besonders wichtig. Fallen sie hier in die Leere, fühlen sie sich hier allein und im Stich gelassen; werden sie hier beschämt oder beschuldigt, dann wird der Heilungsprozess der traumatisierenden Verletzung massiv behindert. Doch die Zeit danach ist nicht mit der unmittelbaren Zeit danach zu Ende. Sie kann Jahre dauern, ja Jahrzehnte. Manche Menschen, die traumatische Erfahrungen gemacht haben und in der Zeit danach weiter verletzt und im Stich gelassen wurden, sehnen sich ihr ganzes Leben lang danach, dass das nachgeholt wird, was sie in der unmittelbaren Zeit danach vermisst haben. Sie wünschen sich das. Sie verlangen danach, dass sie gehört und gesehen werden, dass sich jemand für sie und ihre Erfahrungen interessiert, dass sie Trost finden und Unterstützung, dass andere parteilich für sie sind und sie Solidarität erfahren. Oft – wir meinen, leider zu oft – geschieht dies nicht oder zu wenig und das Verlangen bleibt unerfüllt, sodass das Gefühl der Resignation den ganzen Menschen zu ergreifen droht. Manchmal aber kann das und wird das, was in der Zeit danach gefehlt hat, zu einem späteren Zeitpunkt nachgeholt von Partner*innen, in der Therapie oder in Freundschaften.

Spezifisches Wissen

Traumatisierungen können generationenübergreifend wirken und zeigen Besonderheiten bei verschiedenen Personengruppen. Traumafolgen und seelische Erkrankungen können zusammenhängen.

Transgenerative Traumaweitergabe

Die transgenerative Traumaweitergabe bewirkt, dass die Nachkommen unter ähnlichen Folgen leiden wie die Generation traumatisierter Menschen.

42 Wie werden Traumata an die nächste Generation weitergegeben?

Nicht das Traumaereignis, aber die Folgen der traumatischen Erfahrungen können an die nächste Generation oder Generationen weitergegeben werden: die Angst, der Schrecken, die Anspannung, die Hocherregung und vieles andere mehr. Wie kann das geschehen?

Wir Menschen sind grundsätzlich fähig zur Resonanz. Das Wort Resonanz stammt vom lateinischen »resonare« und bedeutet, dass etwas hin- und herschwingt. In der Physik schwingen Schallwellen hin und her, zwischen Menschen Aspekte ihres Erlebens. Die Erregung kann sich gegenseitig verstärken, der Kummer kann anstecken, die Angst kann abfärben, die Liebe können wir teilen. Dies erfolgt nicht nur mit Worten, sondern wird auch über Gesten, Blicke, Atmosphären und andere Sinneseindrücke und -ausdrücke vermittelt. Biologische Quellen dieses Phänomens sind offenbar die sogenannten Spiegelneuronen, die um die Jahrtausendwende herum von Neurowissenschafler*innen entdeckt worden sind. Das sind spezialisierte Gehirnzellen, die in beiden Gehirnen aktiviert werden und Schmerz hervorrufen, wenn zum Beispiel ein Mensch sieht, dass ein anderer sich in seinen Finger piekt. Dieser Prozess ist letzten Endes die Essenz des Mitgefühls, also die Fähigkeit von uns Menschen, dass wir uns in andere hineinversetzen und spüren können, was sie fühlen, im Guten und im Schlechten.

Bestimmte Umstände können diesen Prozess verstärken, ja sehr intensivieren. Musste ein erwachsener Mensch in seiner Vergangenheit eine traumatische Erfahrung machen, dann hat dies Folgen für seine Art und Weise, die Welt wahrzunehmen. Kinder dieses Menschen spüren, dass Vater, Mutter oder eine andere Person im nahen Umfeld Kummer hat. Sie spüren ihr Leid. Wenn Kinder nicht verstehen, woher dieses Leid rührt, wenn sie keine Erklärung dafür finden können, fühlen sie sich meist selbst verantwortlich dafür, fühlen sich schuldig. Sie wollen das Leid, den Kummer und den Schmerz der geliebten erwachsenen Person mindern oder beseitigen. Dafür schärfen sie ihre Antennen, werden immer empfindsamer für diesen Schmerz und bekommen immer mehr vom Leiden der traumatisierten Person mit – ohne zu wissen, warum, ohne den Zusammenhang bewusst zu kennen. Darüber intensivieren sich die Resonanzprozesse und die Folgen traumatischer Erfahrungen werden an die nächste Generation weitergegeben.

Wenn sich die Kinder für das Leiden der Erwachsenen verantwortlich fühlen und den Kummer zu beseitigen versuchen, sind sie damit notgedrungen überfordert. Sie scheitern. Sie müssen scheitern. Auch wenn sie vielleicht dann ihre Bemühungen abschwächen oder aufgeben, manchmal erst nach Jahren, bleibt die besondere Aufmerksamkeit, die hohe Achtsamkeit für das, was die geliebte erwachsene Person belastet, bestehen. Die Antennen werden aufgestellt und funktionieren weiter, sodass die Traumafolgen an die Kinder weitergegeben werden können.

43 Welche emotionalen Folgen kann die Traumaweitergabe haben?

Die transgenerative Traumaweitergabe bewirkt, dass die Kinder oder auch späteren Erwachsenen der zweiten und manchmal auch der dritten Generation unter ähnlichen Folgen leiden wie die der ersten Generation traumatisierter Menschen. Alle Folgen, die bislang bei den Antworten auf die Fragen beschrieben worden sind, können auch bei den Angehörigen der zweiten Generation auftreten.

» *Die große Besonderheit für diese Menschen besteht darin, dass sie diese Folgen spüren, ohne zu wissen, warum.* «

Wenn auch die Eltern sich ihres Traumaerlebens und der Traumafolgen nicht bewusst sind, so potenziert sich wahrscheinlich das Leid der Kinder wegen ihrer eigenen Unwissenheit und ihres Selbstunverständnisses.

Folgen eines transgenerativen Traumas

» *Eine Frau berichtet: »Ich habe mich immer falsch gefühlt in meinem Körper und viele Schuldgefühle gehabt bei allem und jedem. Und vor allem, wenn ich Schmerzen und Schwierigkeiten mit meiner Sexualität hatte. Und dann hatte ich Angst, dass ich vielleicht einen Missbrauch oder so etwas erlebt haben könnte. Und dass ich das verdrängt haben könnte. Aber dann stellte sich in der Therapie heraus, dass dem nicht so war. Dass da irgendwo so ein Phantom über mir schwebte. Dann habe ich meine Scheu überwunden und mit meiner Mutter gesprochen und sie gebeten, mir ehrlich zu antworten. Und es stellte sich heraus, dass sie vergewaltigt worden ist und sich eigentlich immer danach als fremd in ihrem Körper und ausgeschlossen und ängstlich und voller Schuld fühlte.«* «

Wenn ein Kind, ein Jugendlicher oder späterer ein Erwachsener, dessen Elternteil schwer traumatisiert wurde, große Ängste verspürt, dann können diese Ängste von dem Elternteil übernommen worden sein. Aber es weiß nicht, woher diese Ängste rühren und was deren Quellen sind. Die Angehörigen dieser Folgegeneration können unter hoher Erregung leiden, das Selbstwertgefühl kann sich verringern und Schuldgefühle können sich verstärken und vieles andere mehr, immer: ohne zu wissen, warum. Auch Flashbacks oder Abgrundträume treten häufig auf und bleiben unerklärlich.

Manche Frauen, die wir therapeutisch begleiteten, litten unter einem Körper- und Krankheitserleben, das demjenigen glich, das als Folge einer sexuellen Gewalterfahrung zu werten ist. Wenn sich trotz intensiver Suche keine Hinweise auf diesbezügliche »eigene« traumatische Ereignisse fanden, war es oft hilfreich, die Spur der transgenerativen Traumata zu verfolgen.

Dieses »Phantom« des transgenerativen Traumas findet sich auch in manchem Traum wieder.

Geträumte Kriegserlebnisse

» *Ich hatte jahrelang immer wieder einen schrecklichen Albtraum«, sagte ein Mann (Mitte der 1950er Jahre geboren), den wir darum baten, uns von seinen Erfahrungen zu berichten. »Morgens wachte ich dann mit einem Schrecken auf und ich wusste, dass es wieder mal der Traum gewesen sein musste, weil mir zum Heulen war ... Was der Traum war? Ich sah meinen Vater, irgendwo im Nebel – alles war irgendwie weiß und verschleiert. Ich sah ihn, wie er ganz allein irgendwas Schweres, nein, nicht mal so sehr Schweres, das in weiße Leintücher eingewickelt war, hochhob. Irgendwie wusste ich, dass es eine Leiche war. Er selbst war auch in Weiß gekleidet und ein paar Menschen, auch alle in Weiß, standen drumherum, irgendwie regungslos und guckten in die andere Richtung. Er war dabei, dieses weiße Paket in einen Lastwagen zu heben. Und dann sah ich auch noch viele andere Leichen in weißen Leintüchern, die auf ihn warteten.*

Mein Vater hat nie etwas von seiner Zeit im Krieg erzählt. Das Einzige, was ich von meiner Mutter zu seinen Lebzeiten erfahren habe, war, dass er wohl als ganz junger Mann beim Russlandfeldzug dabei gewesen war, bevor er in italienische Kriegsgefangenschaft geraten war. Selbst wenn ich einen Zusammenhang zwischen seinem Erleben und meinem Traum gesehen hätte, wie ich es jetzt tue: Ich hätte auch nie den Mut aufgebracht, ihn danach zu fragen. Ich habe ihn zeit meines Lebens als irgendwie unerreichbar erlebt. Ich habe alles getan, was ich dachte, wie ich sein müsste, um seiner Erwartung an mich zu entsprechen. Damit er mich endlich sieht und meine Probleme nicht abtut. Aber wie das Bild war, das wusste ich eigentlich gar nicht. Danach habe ich immer vergeblich gesucht. Erst, als mein Vater verstorben war, fand ich einen Zugang dazu, über Briefe, die er an seine Schwester während des Krieges aus Russland geschickt hatte. Er schrieb darin, sie möge sich nicht zu sehr sorgen, er sei jetzt bei den Sanitätern ... So verstehe ich jetzt heute das, was ich ‚meinen inneren Horror' nenne, der mich immer wieder einholt, auch wenn ich nichts, gar nichts erlebt habe in meinem Leben, was auch nur annähernd diesem Horror gleichkäme. Mich entlastet das einerseits. Und andererseits hilft es mir, meine eigenen kleinen Probleme als diejenigen zu sehen, die sie sind, nämlich meine Probleme, die nicht weniger ernst zu nehmen sind, nur weil sie nicht das große Weltgeschehen anbetreffen. Im Gegenteil.« «

44 Welche Folgen für das Sozialverhalten können auftreten?

Unter transgenerativen Folgen zu leiden, ist zunächst einmal anstrengend. Es ist anstrengend, Gefühle und Verhaltensweisen zu zeigen und zu erleben, die man sich nicht erklären kann, die »nicht zu greifen« sind. Diese Anstrengungen verbunden mit einem geschwächten Selbstwertgefühl fordern viel Energie und Kraft, die für andere Aktivitäten wie soziale Beziehungen nicht mehr oder nur sehr eingeschränkt zur Verfügung stehen können. Auch andere soziale Folgen treten häufig auf.

Konfliktscheu: Viele dieser Menschen sind konfliktscheu, weil ihnen die Erfahrung fehlt, mit einem anderen Menschen einen realen Konflikt auszutragen. Sie fürchten sich davor, aggressiv zu sein, weil ihnen die Erfahrung fehlt, Aggressivität angemessen mit einem wohlmeinenden Gegenüber zu erproben. Wie soll man ein Gespür für eine »angemessene« Aggressivität entwickeln, wenn man mit den Geistern der Vergangenheit vorheriger Generationen konfrontiert ist?

Starkes Leistungsdenken: Einige versuchen, ihre Probleme durch erhöhte Leistungsanstrengungen zu bewältigen. Das ist eine gesellschaftlich und wahrscheinlich auch eine von der vorherigen Generation hoch anerkannte, vorgelebte bzw. geforderte Bewältigungsstrategie, bedeutet aber eine enorme Anstrengung, die zum Raubbau an den eigenen Kräften führen kann.

Erdrückt von einer Last: Manche erleben sich, als lebten sie unter einer riesigen Last, die so viel Energie kostet, dass Freude, Lust und Leidenschaft kaum noch möglich sind. Erschwerend und belastend kommt das Hadern mit sich selbst hinzu, das signalisiert, der Mensch habe doch »eigentlich« keinen Grund dazu, so beschwert zu sein und keine Lebensfreude zu empfinden. Denn »eigentlich« ist doch alles gut oder zumindest nicht so schlimm, also: »selbst schuld«. Darin kann man sich verlieren – vor allem, wenn das von anderen Menschen noch unterstützt wird. Das »Schöne im Leben« zu sehen, ist ohne Zweifel notwendig, nur ohne Wahrnehmung und Akzeptanz dessen, was man wirklich fühlt, ein anstrengendes Unternehmen.

Die eigenen Probleme werden für unwichtig gehalten: Oft werden auch eigene Probleme relativiert und für nicht so wichtig gehalten. Die Probleme der anderen sind wichtiger. Diese »Gewissheit« ist früh erlernt durch die kindliche Resonanzfähigkeit und -bereitschaft für die Traumata der vorherigen Generation(en). Die Gewichtigkeit der eigenen Probleme und die damit einhergehenden Gefühle und Konflikte zu würdigen, ist ein wichtiger Aspekt der Selbstwürdigung. Sich darum zu bemühen, lohnt die Anstrengung, die sonst in der Abwehr dieser Einsicht verlorengeht.

Gesteigerte Fürsorge für andere: Oft sind die Menschen der zweiten Generation sehr fürsorglich, kümmern sich um andere, haben starkes Mitgefühl – alles Eigenschaften, die sich positiv und bereichernd auf soziale Beziehungen auswirken. Doch manchmal überfordert es sie selbst. Manche Menschen der zweiten Generation neigen dazu, sich in sehr extremer Weise mit anderen zu identifizieren (und dabei die Achtsamkeit für sich selbst zu verlieren). Die Antennen für die traumatisierten Elternteile hat diese Identifikationsfähigkeit und ihr »tätiges« Mitgefühl sehr gesteigert und das bedeutet für sie selbst und im Zusammenleben mit anderen eine anstrengende Suche nach dem »richtigen« Maß zwischen Fürsorge, Grenzüberschreitungen und Selbstverleugnung.

Weitere Folgen können in unterschiedlicher Form auftreten. Fast immer besteht ein Indikator für das Traumaerleben in der zweiten Generation darin, dass Gefühle und Verhaltensweisen entstehen, unter denen die Menschen leiden und die eine Auswirkung auf ihre sozialen Beziehungen haben, die aber nicht greifbar sind und von denen die Betroffenen keine Quellen erkennen oder vermuten können; dass sie leiden und in ihrem sozialen (und inneren) Gefüge verunsichert sind, ohne zu wissen, warum.

45 Was sind die typischen »vier Leerstellen«?

Die häufigsten Folgen für Angehörige der zweiten Generation von Traumaopfern haben wir in dem Bild der »vier Leerstellen« zusammengefasst:

Schrecken ohne Worte: Die erste Leerstelle ist der Schrecken ohne Worte. Die Kinder oder späteren Erwachsenen spüren einen Schrecken bei den Eltern oder anderen geliebten Angehörigen der Erwachsenengeneration. Aber dafür haben sie keine Worte, können sie keine Worte haben, weil die vorherige Generation keine Worte hatte. Denn Opfer traumatischer Erfahrungen sind verstummt und schweigen. In dem generationsübergreifenden Schweigen wird oft übersehen, dass der Schrecken trotzdem weitergegeben wird.

Verluste ohne Trauer: Das zweite Element der vier Leeren besteht darin, dass Verluste oft nicht betrauert werden können: Verluste ohne Trauer. Die Angehörigen der ersten Generation, die Opfer traumatischer Erfahrungen, haben oft große Probleme zu trauern. Dieses Verstecken der Trauer, dieses Erstarren wird häufig an die nächste Generation weitergegeben. Viele Angehörige der zweiten Generation berichten, dass bei ihnen in den Familien nie oder fast nicht geweint wurde, dass Trauern ein Fremdwort war. Damit kann aber auch oft nicht losgelassen werden. Damit frieren Schmerz und Verlust ein und zeigen dauerhafte Folgen.

Schmerz ohne Trost: Das dritte Element ist der Schmerz ohne Trost. Viele, ja die meisten Opfer von traumatischen Erfahrungen wurden zumindest in früheren Jahren und Jahrzehnten in der Zeit danach nicht getröstet. Sie mussten allein damit fertigwerden. Manche lernen dann, ihre Kinder zu trösten und von anderen Menschen getröstet zu werden. Für viele aber bleibt das Trösten ein Fremdwort. Deshalb beschreiben zahlreiche Angehörige der zweiten Generation traumatisierter Menschen, dass sie es kaum kennen, von ihren Eltern oder anderen geliebten Erwachsenen getröstet worden zu sein oder getröstet zu werden. Schmerzen zu erleiden ohne Trost beschreibt diese Leerstelle ihres Erlebens.

»Schwarzes Loch«: Und viertens entsteht so etwas wie ein »schwarzes Loch«, das die psychische Leere beschreibt. Wenn ein Kind den Kummer der Eltern oder eines Elternteils lindern oder beseitigen möchte und damit immer wieder ins Leere geht, weil die Eltern ihren Schmerz tabuisieren und dafür keine Worte haben und auch nicht mitteilen, dann kann die Leere zwischen Kind und Elternteil zu einer inneren psychischen Leere in dem Kind werden. Das Tabu, über traumatische Erfahrungen zu reden, in welcher Weise auch immer, wirkt dann wie ein schwarzes Loch zwischen den Menschen und manchmal auch dann in den Angehörigen der zweiten Generation. Schwarze Löcher im Universum verschlingen andere Sonnensysteme. Sie sind nicht nur eine Leerstelle, sondern diese Leerstelle ist dynamisch, kraftvoll und zieht Energie an. So können auch die schwarzen Löcher, die in der transgenerativen Traumaweitergabe auftauchen, unglaublich starke Energien binden und verschlingen.

46 Was können Angehörige der nächsten Generationen für sich tun?

Für Menschen, die unter den Folgen transgenerativer Traumaweitergabe leiden, möchten wir vier Hinweise geben, die hilfreich sein können.

Auf die Suche gehen

Erstens möchten wir Angehörige der zweiten (und dritten) Generation dazu ermutigen, auf die Suche nach Erklärungen für die eigenen, ihnen selbst unerklärlichen Gefühle und Verhaltensweisen zu gehen, die sie selbst plagen, weil sie sie als schrecklich, übertrieben, dem Anlass unangemessen oder Ähnliches erleben. Das kann manchmal je nach Ausmaß des Leidens nur mit therapeutischer Hilfe erfolgen. Aber oft hilft bei der Suche auch schon, auf gedankliche Wanderschaft zu gehen und sich dem eigenen kindlichen Erleben, den Atmosphären und Leerstellen zu widmen und ihnen Bedeutung beizumessen. Das lässt vielleicht die Fragen bewusst und deutlich werden, die immer unbeantwortet geblieben sind und die Beziehungen und das eigene Leben mehr oder weniger bestimmt oder beeinflusst haben. Wenn zum Beispiel die eigene Angst einen nicht verlassen kann, ist es gut, einmal den Blick auf die Eltern zu richten: Wie war es denn bei ihnen mit der Angst? War sie sichtbar? Woran erinnere ich mich? Haben sie sie mit mir geteilt? Woraus könnte diese Angst entstanden sein? ... Und dann sollten, wenn es möglich ist, den Eltern diese Fragen gestellt werden, ob und was sie über ihre Angst wissen, wie sie sie gelebt haben, was passiert ist ... Oder, wenn sie verstorben sind, andere Angehörige dieser Eltern- und Großeltern-Generation zu befragen und mit ihnen gemeinsam nach möglichen Erklärungen zu suchen. Wenn die Eltern oder die anderen Gefragten schweigen, ist es gut, ihnen zu sagen: »Ich interessiere mich für deine Antworten auf meine Fragen. Wenn du jetzt nicht antworten kannst, dann vielleicht ein anderes Mal. Ich wäre dir dankbar. Ich bin da. Ich interessiere mich dafür.«

Einen Schritt beiseitetreten

Zweitens kann es sinnvoll sein, einen Schritt beiseitezutreten. Was bedeutet das? Viele Angehörige der zweiten Generation erleben sich unserer Erfahrung nach als übermäßig innerlich gebunden an die Elterngeneration, als verstrickt oder gar verklebt, ohne zu wissen, warum. Traumaerfahrungen und deren Weitergabe binden, verbinden, verkleben. Sich aus dem Mit-Leiden herauszulösen, sich zu »entkleben«, ist aufgrund der gemeinsamen biografischen Erfahrungen und der familiären Selbstverständlichkeiten, die die Beziehung bestimmt haben und bestimmen, eine große Herausforderung. Einen Schritt beiseitezutreten, bedeutet zunächst einmal, die Tatsache zu würdigen, dass es diese leidvollen Verstrickungen und unguten Verklebungen in der Beziehung zu der Elterngeneration und im eigenen Gefühlsleben gibt, und diese »in den Blick« zu nehmen. Einen Schritt beiseitezutreten heißt, bewusst »von außen« den Blick – und sei es auch nur in der Vorstellung – auf diesen Ort der Verstrickungen zu werfen. Die Chancen, dass dieser etwas distanziertere Blick auf die beteiligten Personen einschließlich der eigenen Person ermöglicht, freier zu atmen und dabei sich selbst und die Beziehung in all den (widersprüchlichen) Facetten wenigstens ein bisschen zu »entkleben«, sind groß.

Sich Hilfe suchen

Drittens ist es sinnvoll, sich Hilfe zu suchen. Meistens haben die Erfahrungen der Traumaweitergabe schon eine jahrelange, oft jahrzehntelange Tradition, sodass sich die Traumaweitergabe schon sehr in den Menschen der zweiten Generation eingenistet hat. Es kann Menschen überfordern oder anstrengen, allein damit fertigzuwerden und zu versuchen, die Probleme allein zu lösen. Deshalb ist es gut, nach Hilfe Ausschau zu halten. Das kann therapeutische Hilfe sein, es können Freund*innen, Verwandte, Gruppen von Gleichgesinnten und Gleichsuchenden und andere Menschen sein, denen man vertraut.

Die Suche nach der Meinhaftigkeit

Viertens schließlich ist die Suche nach der Meinhaftigkeit hilfreich. Mit Meinhaftigkeit, einem Begriff, der der Philosophie entlehnt ist, wird die Erfahrung bezeichnet, dass wir Menschen wissen, was zu uns gehört, und dass wir unterscheiden können zwischen dem, was unseres ist und was zu anderen Menschen gehört. Körperlich ist dies in der Regel sehr einfach. Wenn jemand einen Finger an seine Nase führt und sie berührt, dann ist es selbstverständlich, dass es die eigene Nase und der eigene Finger sind. Aber wie ist es mit dem Gefühl? Wie ist es mit der Anstrengung? Wie ist es mit der Scham, mit der Enge, dem Druck und all dem anderen, was Menschen belasten kann? Gehört das zu mir oder zu meiner Mutter, meinem Vater oder meinen Großeltern oder wem auch immer? Die Suche nach der Meinhaftigkeit heißt immer wieder, sich die Frage zu stellen: Was ist meins? Was fühle ich? Was will ich? Was meine ich? Welchen Impuls habe ich? Viele Fragen werden sich nicht eindeutig beantworten lassen, sondern sind eine Mischung und enthalten Eigenes und Fremdes. Darauf gilt es sowohl einen wahrhaftigen als auch einen gnädigen Blick zu werfen. Die Konsequenzen, die sich daraus ergeben, sind kein Egoismus, sondern gesunder Eigen-Sinn, also Sinn für das Eigene. Diese Suche nach der Meinhaftigkeit ist keine Angelegenheit von einzelnen Situationen oder Tagen, sondern braucht Zeit und bedarf eines längeren, lebendig sich weiterentwickelnden Prozesses. Aber sie lohnt sich.

47 Wie können traumatisierte Menschen die Traumaweitergabe stoppen?

Durch Transparenz und liebevolle Offenheit. Viele Menschen, die traumatische Erfahrungen machen mussten, reden nicht darüber. Vielleicht wurde es ihnen verboten. Vielleicht wollen sie andere Menschen, vor allem ihre Kinder und ihre Angehörigen, nicht belasten. Vielleicht sind sie so verstummt, dass sie keine Worte mehr haben und auch nach längerer Zeit die Fähigkeit verloren haben, darüber zu reden. Und doch ist es notwendig. Es ist sinnvoll, das traumatische Ereignis mit anderen Menschen zu teilen. Das müssen nicht die Kinder sein, vor allem nicht, wenn sie klein sind, aber andere Menschen, denen man vertraut. Das entlastet die Opfer der traumatischen Ereignisse. Das entlastet die Umgebung, auch die Kinder. Das gesellschaftliche Klima spielt dafür eine große Rolle.

» *Je offener in der Gesellschaft über Traumata und entsprechende Taten geredet wird, je mehr sie verurteilt werden, je weniger Scham- und Schuldgefühle herumschwirren und die Atmosphäre bestimmen, desto leichter fällt es den Opfern traumatisierender Gewalt gleich welcher Generation, transparent zu werden.* «

Wer durch Schweigen Kinder davor verschonen möchte, von dem Schrecken traumatischer Erfahrungen belastet zu werden, irrt sich und wird das Gegenteil erreichen. Kinder verirren sich in dieser Atmosphäre des Schreckens und des Tabus, denn sie spüren viel, meistens viel mehr, als die Erwachsenen vermuten. Sie sind offen mit ihrem Herzen und all ihren Sinnen für die Personen, die sie lieben. Und sie spüren auch den Kummer und das Leid. Sie spüren die Folgen traumatischer Erfahrungen. Deshalb ist es wichtig und notwendig, in liebevoller Weise auch schon den kleinen Kindern gegenüber damit offen zu sein. Das darf selbstverständlich nicht dadurch geschehen, dass über einen sexuellen Übergriff berichtet wird oder Kriegserfahrungen ausgebreitet werden. Wir kennen aus unserer therapeutischen Praxis einige Menschen, die frühe, viel zu frühe Erfahrungen mit diesen »Geschichten« gemacht haben, also zu einer Zeit, als sie heillos damit überfordert waren. Aber es ist richtig zu sagen: »Ja. Ich habe Kummer. Der Kummer kommt von schlimmen Erfahrungen. Darüber werde ich dir später erzählen.« Es ist notwendig, den Kindern immer wieder zu sagen: »Mein Kummer hat nichts mit dir zu tun. Du bist nicht schuld! Du bist nicht verantwortlich!«

Dass die Kinder trotzdem etwas von dem Leiden der vorherigen Generation(en) mitbekommen und mittragen, wird auch dadurch nicht ganz zu vermeiden sein. Aber das allein ist nicht tragisch. Im Gegenteil. Kinder spüren das Glück der geliebten Erwachsenen, aber auch deren Leid. Und das ist auch gut so. Sie sind mitfühlende Menschen und lernen und entwickeln darüber ein Gespür für Leid und Mitgefühl. Dieses Mitgefühl ist kostbar. Durch liebevolle Präsenz der Elterngeneration ist es möglich, dass die transgenerative Last der vier Leeren abgemildert wird oder gar verschwinden kann, dass die Traumaweitergabe an Kraft verliert, dass kein »schwarzes Loch« entsteht, welches alle Energien aller beteiligten Menschen aufzehrt.

48 Bedeutet Verständnis auch Verzeihung?

Wenn Angehörige der zweiten Generation verstehen können, dass manche ihrer eigenen Verhaltensweisen und Gefühle ihre Quelle in traumatischen Erfahrungen der vorherigen Generation haben, dann haben sie höchstwahrscheinlich viel mehr Verständnis für ihr eigenes Verhalten und Erleben, aber auch für das der Angehörigen der vorherigen Generation. Das fördert die Beziehung und den Frieden zwischen den Menschen und kann Druck nehmen und erleichtern.

Gleichzeitig haben manche Angehörige der zweiten Generation tiefgehende Verletzungen zum Beispiel von ihren Eltern erlebt. Sie sind geschlagen oder ignoriert, beschämt oder erniedrigt worden. Sie haben oft Härte und Hartherzigkeit und einen Mangel an Geborgenheit, an Wärme, Schutz und Sicherheit erfahren. Manches davon ist vielleicht verzeihlich, vieles aber auch nicht. Zu verstehen, warum Eltern zum Beispiel so geworden sind, wie sie wurden, warum sie nicht trösten konnten, warum sie aggressive Ausbrüche hatten, warum sie ihre Trauer nicht geteilt und auch die Traurigkeit der Kinder kaum ausgehalten haben, ist hilfreich. Und gleichzeitig haben auch Angehörige der zweiten Generation das Recht, das, was ihnen ihre Eltern oder andere Angehörige dieser Generation wie nahe Verwandte, Lehrer*innen, Ärzt*innen und andere Menschen angetan haben, nicht zu verzeihen. Wer Kindern Gewalt oder andere Entwürdigungen antut, kann vielleicht Verständnis aufgrund seiner biografischen, traumatischen Erfahrungen erhalten, hat dadurch aber keinen Anspruch auf Verzeihung. Das ist die Sache der jeweiligen Kinder – vielleicht ihr Geschenk, das beiden Seiten Glück bringt, wenn es von den Eltern achtungsvoll angenommen wird – und nur deren Angelegenheit.

» *Oft hilft Angehörigen der zweiten Generation das große UND: »Ich kann verstehen, warum mein Vater so war, UND ich empfinde manches als unverzeihlich, was er mir angetan hat.* «

Viele Kinder traumatisierter Eltern haben das große Bedürfnis, einen Weg aus ihrem inneren und in der Beziehung gelebten »Kriegszustand« herauszufinden und mit ihnen Frieden zu schließen. Doch manchmal gelingt dies nicht. Dann mag der erste (und vielleicht auch einzige) Schritt zu einem friedlicheren Miteinander ein Waffenstillstand sein. Vielleicht hilft dieses Bild der zweiten Generation, aus diesem Verständnis heraus zu versuchen oder zumindest zu überprüfen, ob ein Waffenstillstand zwischen ihnen und den traumatisierten Menschen der ersten Generation geschlossen werden kann.

Auf jeden Fall, so hoffen wir, tragen all unsere Hinweise zu einem Prozess der Befriedung zwischen den Generationen und vor allem zum inneren Frieden der zweiten Generation bei, stimmt sie versöhnlich mit sich selbst und ihrer ganz eigenen Art, in der Welt zu sein.

Trauma und seelische Erkrankungen

Psychische Erkrankungen können zusätzlich zu Traumafolgen bestehen, aber auch eine chronifizierte Form von Traumafolgen bzw. Bewältigungsversuche darstellen.

49 Wie hängen Traumata und Depressionen zusammen?

Eine Posttraumatische Belastungsstörung (PTBS) und psychische Erkrankungen werden oft parallel diagnostiziert. Das gleichzeitige Auftreten zweier Erkrankungen wird »Komorbidität« genannt. Zwei große Studien in den USA und Australien ergaben bei 85–88 % der Männer und 78–80 % der Frauen gleichzeitige Diagnosen von PTBS und psychiatrischen Störungen. In einer deutschen Studie wurden bei 87,5 % der Patient*innen mit PTBS, also eine psychische Erkrankung als Folge von Traumata, mindestens eine weitere psychische Erkrankung festgestellt. Dies lässt vermuten, dass viele psychische Erkrankungen auf traumatischen Erfahrungen beruhen und eine chronifizierte Form der Traumafolgen beziehungsweise der Versuch eines Menschen zur Traumabewältigung sind.

Eine Depression kann sich als Fortsetzung der Erstarrung entwickeln, die ihre Wurzeln in einem traumatischen Ereignis hat. Das »freeze« der vier F verfestigt sich zu einer dauerhaften seelischen und sozialen Unbeweglichkeit, zu einer chronischen Erstarrung. Die meisten depressiven Erkrankungen verlaufen in Wellen zwischen Tiefs und Hochs. Die Wellen können sich innerhalb einer depressiven Grundstimmung entwickeln oder zwischen depressiven Tiefpunkten und manischen Hocherregungen, die auch eine Folge traumatischer Erfahrungen sein können. Wegen des Schwankens zwischen zwei Polen werden diese Erkrankungen auch »bipolar« genannt. In der erwähnten deutschen Studie sind so Depressionen neben Angststörungen die häufigste psychische Erkrankung, die neben der Posttraumatischen Belastungsstörung festgestellt wurde. Doch schon in der Beantwortung anderer Fragen wurde dargelegt, dass die Posttraumatische Belastungsstörung nur bei einer Minderheit derjenigen, die unter Traumafolgen leiden, diagnostiziert werden kann. Der Anteil der Menschen, die an Depressionen erkranken und bei denen dies auf eine traumatische Erfahrung zurückzuführen ist, kann so noch deutlich höher liegen.

Die Depression beinhaltet neben dem Rückzug und der Erstarrung auch das Aufkommen und manchmal Vorherrschen eines Gefühls, das wir das »Gefühl der Gefühllosigkeit« nennen. Menschen spüren, dass sie etwas spüren, aber sie wissen nicht, was. Sie fühlen und können aber kein konkretes Gefühl feststellen. Es fühlt sich nach ihren Aussagen zum Beispiel »irgendwie dumpf« an, oder »dunkel und schwer«. Dieses Gefühl der Gefühllosigkeit ist ein Gefühl, das andere Gefühle überdeckt und manchmal wie eine schwere Decke alle Lebendigkeit zu ersticken droht. Es gehört zur Depression und ist ursprünglich ein Schutz, um das Überfluten von Gefühlen wie Ängsten, Schrecken, Hilflosigkeit, Aggressivität und Ähnlichem zu bremsen und zu stoppen. Wenn dieser ursprünglich hilfreiche Stopp nicht wieder aufgehoben werden kann, wird das Gefühl der Gefühllosigkeit zum ständigen Wegbegleiter und damit zum Ausdruck einer depressiven Störung.

Es ist deshalb unserer Auffassung nach notwendig und unbedingt sinnvoll, beim Vorliegen einer Depression auch nach Hinweisen zu suchen, ob eine der möglichen Quellen der Depression in Erfahrungen traumatischen Schreckens wurzeln könnte. Denn falls sich dieser Zusammenhang für den einzelnen an Depressionen leidenden Menschen als richtig erweist, ergeben sich daraus behutsame therapeutische Interventionen und medizinische Behandlungsmöglichkeiten, die ihn in seinen Traumaerfahrungen und seiner Bewältigungsstrategie würdigen und ihn mit seinen Ängsten, seinem Schrecken, seinem Gefühl der Gefühllosigkeit und all dem, was wir als Traumafolgen beschrieben haben, nicht alleinlassen.

50 Wie hängen Traumata und Essstörungen zusammen?

Die Suche nach Verbindungen zwischen Essstörungen und Traumata bezieht sich meist auf die Frage, ob die traumatischen Erfahrungen der sexuellen Gewalt als Ursache für Essstörungen anzusehen sind. In den Forschungsergebnissen variieren die Zahlen der Frauen mit Essstörungen, die eine sexuelle Gewalterfahrung angegeben haben, zwischen 7 und 69%. Nach diesen Angaben ist der Anteil der Frauen, die als Folge sexueller Gewalterfahrungen an Bulimie und Adipositas leiden, größer als der Anteil der Frauen, die an Anorexie leiden. Darüber hinaus gibt es eine große Dunkelziffer, die auch die weite Spanne zwischen 7 und 69% erklärt, die oben angesprochen ist: 59% der Frauen berichten von sexueller Gewalt, obwohl sie diese Erfahrung zwei Jahre vorher bei einer Befragung in der stationären Therapie, die ihrer Essstörung galt, verneint hatten.

In unserer ambulanten therapeutischen Praxis ist der Anteil der Klient*innen, die wegen Essstörungen zu uns kommen – dies sind meist junge Frauen – und bei denen sich irgendwann im Laufe der Therapie zumindest als eine der Quellen sexuelle Gewalterfahrungen herausstellen, enorm hoch, weit über schätzungsweise 90%. Ebenso stellt sich bei vielen älteren Klient*innen, Frauen wie Männern, eine »umgekehrte« Verbindung heraus. Sie kommen häufig in die Therapie wegen anderer Probleme und Konflikte und vor allem mangelndem bzw. fehlendem Selbstwertgefühl, die sich, wie sich im Laufe des therapeutischen Prozesses herausstellt, aus traumatischen Erfahrungen der (sexuellen) Gewalt speisen – und berichten dann, dass sie in ihrem Jugend- und jungem Erwachsenenalter an Essstörungen gelitten haben.

Essstörungen als Versuch, die Kontrolle wiederzuerlangen

Unbestreitbar ist also nach unserer Kenntnis der Zusammenhang zwischen Essstörungen und Traumata. Essstörungen sind, auch unabhängig von dezidiert traumatischen Erfahrungen als Quelle ihrer Entstehungsgeschichte im Leben eines Menschen, Identitätsstörungen. Die existenzielle Bedrohung eines traumatischen Ereignisses – ob durch Naturgewalten oder menschliche Gewalt – erschüttert das Opfer in seinen Grundfesten, in seiner Identität. Die Betroffenen verlieren jede Kontrolle über das Geschehen. Der Kontrollverlust ist oft eine einschneidende Erfahrung, die als Grundgestimmtsein bleiben kann. Eine Frau sagte: »Ich kann mich nicht kontrollieren, ich kann mein Leben nicht kontrollieren. Und dann wollte ich wenigstens die Waage kontrollieren.«

Doch in der Essstörung gelingt dies nicht. Die Waage übernimmt dann die Kontrolle über den Menschen. Der Versuch, die Kontrolle über das Geschehen, über die Umwelt und die menschlichen Beziehungen zu gewinnen, scheitert, ebenso wie diese existenzielle Anstrengung im traumatischen Ereignis scheitern musste. Das Leben mit Essstörungen ist oft ein verzweifelter Kampf um die Wiedereroberung des Selbstwertes – und löst nicht selten bei nahestehenden und wohlwollenden Menschen

Verzweiflung und Hilflosigkeit aus, die sich in Anforderungen an die traumatisierten Menschen mit Essstörungen äußern, sich noch besser bzw. anders, im Sinne eines veränderten Essverhaltens, zu kontrollieren, zu disziplinieren – was die Verzweiflung eher noch steigert und den Weg heraus erschwert.

» Es reicht nach unserer Erfahrung in der therapeutischen Behandlung der meisten Menschen mit Essstörungen nicht, das Essverhalten verändern zu wollen. «

So notwendig, oft genug lebensnotwendig es ist, auf das Gewicht der Patient*innen zu achten, so wichtig und lebensnotwendig ist es, den Quellen der Essstörungen, dem Verlust der eigenen Wertschätzung, dem mangelnden Gefühl, das eigene Leben wirksam bestimmen zu können, und der drohenden inneren Leere auf die Spur zu kommen und diese Quellen gemeinsam so zu bearbeiten, dass Veränderungen möglich sind.

51 Wie hängen Traumata und Borderline zusammen?

Persönlichkeitsstörungen betreffen nicht einzelne Verhaltensweisen oder Gefühle, sondern beschreiben grundlegende Veränderungen, die die gesamte Persönlichkeit betreffen. Am bekanntesten ist die Borderline-Persönlichkeitsstörung. Mehrere Untersuchungen haben ergeben, dass 50–80 % der Menschen, die an Borderline erkrankt sind, schwere kindliche Traumatisierungen erfahren haben. Da es auch bei solchen Studien immer eine Dunkelziffer gibt, ist von einer noch höheren Rate auszugehen. Die Dunkelziffer entsteht dadurch, dass befragte Menschen ihre kindlichen Traumaerfahrungen verdrängt und abgespalten haben oder trotz der zugesicherten Anonymität einer Befragung nicht darüber reden wollen oder können. Kern jeder Persönlichkeitsstörung ist, dass das, was als innerer Kern gefühlt wird, nicht oder nur zeitweilig zur Verfügung steht. Die Leere, die viele Traumaopfer zwischen sich und den Menschen in der »Zeit danach« erfahren haben, wurde zu einer inneren Leere.

Die traumatische Erfahrung überfordert die betroffenen Menschen und verringert das Selbstwertgefühl. Das kann so weit führen, dass die Meinhaftigkeit erschüttert wird, also die Menschen ihren inneren Ort der Bewertung, ihren inneren Kompass verlieren. All dies sind Kennzeichen der Borderline-Persönlichkeitsstörung und auch mancher anderen Persönlichkeitsstörungen. Das extreme Hin- und Herschwanken, das mangelnde Gespür für Grenzen, die eigenen und die anderer, und die damit einhergehende Hocherregung sind die Folgen. Auch zu den häufig beschriebenen Nachwirkungen einer traumatischen Erfahrung gehört die hohe Erregung, die gleichzeitig ein Kernsymptom der Borderline-Persönlichkeitsstörung ist.

52 Was ist mit Angststörungen und Panikattacken?

Angststörungen sind neben der Depression die häufigsten Begleit- und Folgeerscheinungen traumatischer Erschütterungen vor allem von sexualisierten und anderen Gewalterfahrungen. Dass eine existenzielle Bedrohung in einem traumatischen Ereignis Angst macht und dass diese Angst nicht einfach so verschwindet, ist ersichtlich. Die Angst kann sich immer wieder in unterschiedlichen Situationen mit und ohne Anlass zeigen und aufflackern und kann so zu einer chronischen Wegbegleiterin des Lebens werden. Diese generalisierte Angst wird dann oft als Angststörung definiert und diagnostiziert, ohne dass die Quelle dieser Angst zumindest in dem ihr zustehenden Maße gesehen, beachtet oder behandelt wird.

Die Angststörungen treten umso häufiger und intensiver auf, je weniger Schutz, Halt und Geborgenheit die Opfer traumatisierender Gewalt in der Zeit danach erfahren haben. Menschen mit Ängsten brauchen Nähe und Schutz und vertrauensvolle Begegnungen mit anderen Menschen, dann können Ängste abgebaut werden. Ist dieser Schutz nicht vorhanden, können vor allem bei komplextraumatischen Erfahrungen die Ängste dauerhaft erhalten bleiben.

Panikattacken treten überfallartig auf

Viele Menschen, denen wir in unserer therapeutischen Praxis begegnen, leiden unter Panikattacken. Sie erleben sie nicht nur als »gesteigerte« Angst, sondern als »existenzielle Bedrohung an sich«. Und das sind sie ja auch. So, wie sie ihren Ursprung in traumatischen Erfahrungen haben, so können sie neue traumatische Situationen heraufbeschwören. Panikattacken während der Autofahrt oder in engen Räumen inmitten von vielen Menschen greifen die Menschen existenziell in ihrer Selbstsicherheit und ihrem Selbstvertrauen an und gefährden sie (und andere). Panikattacken »überfallen« den Menschen so, wie sie das traumatische Ereignis oder die traumatischen Ereignisse als Überfall auf ihre Unversehrtheit und Integrität erlebt haben. Es ist unserer Erfahrung nach entscheidend wichtig für die betroffenen Menschen, dabei begleitet zu werden, diese Zusammenhänge individuell und auf sie bezogen würdigen zu dürfen. Denn diese Zusammenhänge zu sehen bzw. sie für sich selbst als wahre Quelle in Anspruch zu nehmen, ist keineswegs selbstverständlich. Die meisten Menschen, die unter Panikattacken leiden und denen wir begegnet sind, halten sich für »unfähig«, »schwach« oder sogar »lebensuntauglich« und vor allem für nicht in der Lage, Verantwortung für Menschen oder Tiere zu übernehmen, die ihres Schutzes bedürften. Sie halten sich oft für »verrückt« oder fürchten, verrückt zu werden. Panikattacken als Traumafolge zu verstehen, als ein Ergebnis dessen, was den Menschen passiert ist, ist ein wichtiger Schritt, um sich selbst zu helfen und sich helfen zu lassen. Sie haben im traumatischen Erleben ihre Sicherheit und ihr Vertrauen in andere Menschen und in die Welt verloren. Und brauchen neue Erfahrungen, die dazu dienen, ihre Selbstsicherheit und ihr Selbstvertrauen aufzubauen und (wieder-) zu finden. Das wiederum ist die Grundlage dafür, Körpersignale wahr- und ernst zu nehmen, die eine Panikattacke anzeigen, und individuelle Möglichkeiten zu finden, diese zu stoppen, bevor sie ihre ganze Macht entfalten kann.

53 Was ist mit Anpassungsstörung gemeint?

Viele Menschen, die traumatische Erfahrungen erleben mussten, erhalten bei einer psychiatrischen oder therapeutischen Behandlung die Diagnose »Anpassungsstörung«. Der Begriff der Störung zieht sich durch alle Bereiche der Definition psychischer Erkrankungen. Eine Alzheimer-Demenz wird ebenso als Störung bezeichnet wie aggressive Handlungen von Kindern, Wahnerkrankungen ebenso wie depressive Erkrankungen. Und dann gibt es immer wieder als Sammelbegriff die »nicht näher bezeichnete Störung« als eine Art Resterampe, unter die alles fällt, was vorher nicht klassifizierbar war.

In der internationalen Klassifikation psychischer Störungen (ICD-10) wird auch deswegen gesagt: »Störung ist kein exakter Begriff.« Entstanden ist die Bezeichnung Störung aus dem Bemühen, Begriffe wie »Krankheit« oder »Erkrankung« zu vermeiden. Diese Begriffe sind schwammig und offenbar nicht exakt definierbar.

»Störung« ist ein problematischer Begriff

Doch auch die Bezeichnung »psychische Störung« ist problematisch. Auf der Webseite der Psychiatrischen Klinik Viersen des Landschaftsverbandes Rheinland heißt es zum Beispiel: »Grundsätzlich werden als psychische Störung alle Erkrankungen bezeichnet, die erhebliche Abweichungen vom Erleben oder Verhalten psychisch (seelisch) gesunder Menschen zeigen und sich auf das Denken, das Fühlen und das Handeln auswirken können.« Auch hier zeigt sich die Schwierigkeit des Begriffes. Was bedeutet »erhebliche Abweichungen« von dem Verhalten oder Erleben »psychisch gesunder Menschen«? Wer definiert, was psychisch gesund ist? Wenn ein Kind unruhig ist, weicht das vom Verhalten der »üblichen« Kinder ab? Wann? Wen stört es? Das Kind selbst oder die Umgebung?

Das individuelle Leiden sollte immer im Vordergrund stehen

All den Definitionen, und hier könnten noch weitere Beispiele aufgeführt werden, fehlt ein zentrales Element: das Leiden der Menschen. Wenn jemand an seinem Verhalten, an seinen Wahrnehmungen oder seinem Erleben leidet, dann ist dies ein subjektives Kriterium, das nur dieser Mensch selbst ausdrücken und definieren kann.

Beschreibungen von Traumafolgen kommen ohne diesen subjektiven Faktor, das Leiden der einzelnen Menschen, nicht aus. Deshalb bedarf es neben der naturwissenschaftlich orientierten Medizin und Psychiatrie eines individuellen persönlichen Zugangs zu den Menschen, zu ihrem Leiden und zu ihren Kräften, zu dem, was sie krank macht und was sie als krankmachend und überfordernd erleben. Dieser Zugang bedarf individueller Beziehungen zwischen denen, die heilen möchten, und denen, die Hilfe suchen.

Auch der Begriff »Anpassung« ist zwiespältig

Das zweite Wort in der »Anpassungsstörung« besteht in der »Anpassung«. Dieser Begriff ruft oft Widerstand bei den Menschen, die diese Diagnose erhalten, hervor. Sie fragen sich: Warum soll ich mich anpassen, wenn ich leide? Ist meine Trauer zu viel? Für wen? Für mich oder die andern? Wie kann jemand anders darüber entscheiden, wann ich mit meinem Schmerz klarkomme oder nicht? Der Begriff der Anpassung impliziert die Forderung, etwas Gegebenes hinzunehmen. Zum Beispiel heißt es auf einer gemeinsamen Webseite von Neurologen und Psychiatern: »Eine Anpassungsstörung tritt auf, wenn Menschen einen neu eingetretenen schwierigen psychischen oder physischen Zustand über einen längeren Zeitraum hinaus nicht akzeptieren können bzw. sich an die neue Lebenssituation nicht anpassen können.«

Was heißt das? Was ist mit »längerer Zeitraum« gemeint, der doch in der Traumabewältigung subjektiv sehr unterschiedlich ist und sein darf? Hier klingt es an, als würde die Akzeptanz einer Beeinträchtigung die Anpassungsstörung verhindern. Doch was bedeutet es, den Verlust eines Kinder oder der Heimat, einen Überfall oder eine Vergewaltigung »zu akzeptieren«? Und wer entscheidet darüber, was »adäquat« ist, um sich an eine neue Lebenssituation anzupassen? Hier klingen Normierung und der Druck an, sich den mehrheitlichen Gepflogenheiten unterzuordnen und nicht aus der Reihe zu tanzen.

Ein solcher Anpassungsdruck ist ethisch falsch und individuell meist kontraproduktiv. Das Leiden bleibt, auch wenn Menschen versuchen, sich äußerlich anzupassen und sich den Normen zu unterwerfen. Wenn das Leiden nicht mehr gezeigt werden darf, um nicht anzuecken, dann hat es trotzdem seine Wirkung und kann sich verstetigen und zu chronischen Erkrankungen führen.

Der andere Aspekt meint etwas Richtiges, nämlich, dass viele traumatisierte Menschen Schwierigkeiten haben und darunter leiden, gravierende Veränderungen der Lebensumstände zu bewältigen. Sie leiden und sie brauchen Hilfe. Ein oft entscheidender Faktor für das, was als Anpassungsstörung bezeichnet wird, besteht darin, dass die betroffenen Menschen ihr Leiden nicht ausdrücken und nicht teilen können, dass sie damit allein bleiben und zu wenig Trost oder andere Unterstützung erfahren.

» *Hier sollte man diesen Prozess nicht als »Anpassungsstörung« bezeichnen, sondern als Schwierigkeit bei der Bewältigung von gravierenden Veränderungen der Lebensumstände, manchmal auch als Ausdruck der Erfahrung unterlassener Hilfeleistung.* «

Trauma und besondere Personengruppen

Traumatisierte Menschen, die über ihre Nöte und ihr Erleben nicht mehr oder nur eingeschränkt reden können, benötigen ein besonderes »Hinhören«.

54 Was sind Traumabesonderheiten bei alten Menschen?

Ein Drittel derjenigen, die den Zweiten Weltkrieg erlebt haben und sei es als Kind oder Säugling, haben ein schweres Trauma erlebt. Und ein weiteres Drittel hat mehrere traumatische Ereignisse erfahren. Hinzu kommen kriegstraumatische Erfahrungen der Nachkriegszeit, der Vertreibung und der Flucht, der Kriege zum Beispiel in und zwischen den Staaten des ehemaligen Jugoslawiens. Zwei Drittel bis drei Viertel aller Menschen, die heute (2023) über 70 Jahre alt sind, sind traumatisiert. Das ist zu wenig bekannt und vor allem werden die Traumafolgen oft nicht als solche angesehen. Dadurch kann oft mit Folgen Kriegs- und anderer traumatischer Erlebnisse alter Menschen nicht angemessen und würdigend umgegangen werden.

Wie ähneln sich Traumafolgen und Demenz?

Sehr oft werden die Folgen der traumatischen Erfahrungen alter Menschen mit Demenz gleichgesetzt oder als Symptome demenzieller Erkrankungen eingestuft. Das liegt nahe, weil es Überschneidungen bei den Folgeerscheinungen gibt. Ähnlichkeiten zwischen Traumafolgen und dem Ausdruck demenzieller Erkrankungen sind zum Beispiel.

Erregung und Unruhe: Alte Menschen laufen unruhig auf und ab, werden tagsüber oft ruhiger als in der Nacht. Das kann eine Folge von Demenz sein, aber auch Ausdruck der Erregung, die eine häufige Folge des Traumaerlebens ist.

Ausgeliefertsein: Demenziell erkrankte und andere alte Menschen fühlen sich oft ausgeliefert: den Umständen in Heimen und anderen Einrichtungen sowie den Familienangehörigen, den ambulant Helfenden … Sie verfügen nicht mehr über alle Kräfte und Kompetenzen und sind gegen deren Verlust ohnmächtig. Auch im Krieg und bei anderen traumatischen Erfahrungen waren sie ohnmächtig und fühlten sich ausgeliefert. Alter und die Folgen des körperlichen und geistigen Abbaus können triggern.

verändertes Zeitgefühl: In der Demenz geht das Zeitgefühl oft verloren. Die verschiedenen Zeitebenen, früher, sehr viel früher und heute, verschieben sich. Dieser Zeitkollaps kann in ähnlicher Weise auch eine Folge von Traumaerleben sein. Wenn dann in den Nachrichten eine russische oder ukrainische Stimme erklingt oder Bilder von Flüchtlingen zu sehen sind, fühlen sich manche alte Menschen, als wären sie jetzt wieder im Krieg. Ähnliches erleben sie, wenn sie Bilder von Krankenhäusern sehen, die denen von Lazaretten ähneln.

Rückzug und Einsamkeitsgefühl: Viele alte Menschen ziehen sich zurück, Freunde und Freundinnen sind zu gebrechlich für Begegnungen geworden oder gestorben. Sie selbst können nicht mehr so viel unternehmen wie früher. Das kann zu Einsamkeitsgefühlen führen. Diese ähneln dem »Alleinsein danach« nach einer traumatischen Erfahrung.

Wie kann man unterstützen und helfen?

Alten Menschen, die unter Traumafolgen bzw. demenzieller Erkrankung leiden, hilft:

Wissen und Verstehen: Wenn Angehörige oder andere Personen, die alte Menschen begleiten, um die Bedeutsamkeit von Traumafolgen wissen und verständnisvoll darauf eingehen, fühlen sich traumatisierte alte Menschen eher verstanden.

Fragen und mit allen Sinnen »zuhören«: Was beunruhigt? Wenn alte Menschen erregt und unruhig sind, ist in den meisten Fällen der Versuch zum Scheitern verurteilt, den Schalter der Beruhigung finden und drücken zu wollen. Es hilft zunächst einmal, die Erregung ernst zu nehmen und bei Unruhe diese Person oder sich selbst zu fragen: »Was beunruhigt Sie?« bzw. »Was mag sie beunruhigen?« Wenn zum Beispiel eine alte Frau nachts hin und her läuft, weil sie nicht mehr weiß, wo sie ist, kann diese Unruhe darin gründen, dass sie sich auf der Flucht vor der Kriegsfront wähnt.

Ansprechen und Aussprechen: Jeder Versuch, die alten Menschen, die unter Traumafolgen leiden, anzusprechen oder an sie auf andere Weise anzudocken, hilft ihnen in und aus ihrer Not. Auch wenn sie unerreichbar scheinen, gibt es immer wieder Möglichkeiten: mit Blicken und Berührungen, Gesten und Klängen, mit Begleitung auf den unruhigen Wegen. Ein solches »Ansprechen« auf die eine oder andere Weise ermöglicht zunächst einmal, ernst zu nehmen, was ist, sich darauf einzulassen, was den anderen Menschen umtreibt. Erst dann sind verändernde Impulse hilfreich, nicht umgekehrt. Also gilt es zuerst zu sagen: »Ja, es ist schlimm, ja, ich bekomme mit, dass Sie unruhig sind, dass Sie leiden, dass es schrecklich ist.« Manchmal, wenn der sprachliche Dialog nicht möglich ist, können die Begleitenden und Helfenden auch Vermutungen, die aus ihrer Resonanz und ihrem Mitfühlen erwachsen, aussprechen, wie zum Beispiel: »Ich vermute, dass in Ihnen gerade wieder schlimme Erfahrungen von früher lebendig werden, vielleicht aus den Kriegszeiten …?«

Begegnung und Trost anbieten: Und dann ist es wichtig, Begegnung anzubieten: »Jetzt sind Sie nicht allein. Ich passe mit auf Sie auf, so gut ich kann.« Wenn auf diese Art und Weise eine Begegnung im Hier und Jetzt stattfinden kann, dann ist es möglich und wahrscheinlich auch notwendig und naheliegend, den alten, traumatisierten (und vielleicht auch demenziell erkrankten Menschen) zu trösten. Ernst genommen zu werden, um mit der Not nicht allein zu sein, ist schon Trost. Und vieles andere kann zusätzlich trösten: die Hand zu halten, tröstende Worte, Musik, gemeinsames Atmen, eine Tasse Tee …

55 Was sind Traumabesonderheiten bei Kindern?

Kinder leiden genauso unter Traumafolgen wie erwachsene Menschen. Meistens leiden sie noch intensiver, weil sie dem Schrecken des Traumas noch weniger entgegenzusetzen haben und weniger Bewältigungsstrategien entwickelt haben, weil sie noch durchlässiger, dünnhäutiger und ausgelieferter der Gewalt anderer Menschen bzw. der Natur ausgesetzt sind als Erwachsene. Auch bei Kindern und Jugendlichen werden die Traumafolgen oft nicht gesehen und nicht gewürdigt.

Traumafolge oder ADHS? Vielfach wird die Unruhe, die die traumatische Beunruhigung hervorruft, als Zeichen von ADHS diagnostiziert. Denn Kinder können sich oft aufgrund ihrer großen Verstörtheit nicht gut konzentrieren, mit ihrem Interesse fokussieren. Dabei sind traumatisierte Kinder in ihrer Aufmerksamkeit gerade nicht gestört, sondern leiden oft unter erhöhter Aufmerksamkeit und Dünnhäutigkeit gegenüber äußeren Einflüssen, die potenziell gefährdend sein können.

Entwicklungsstörung als Traumfolge: Viele Kinder verfügen nach traumatischen Erfahrungen nicht mehr über alle Kompetenzen, die sie vorher hatten. Dies wird dann fälschlicherweise als »Entwicklungsstörung« oder manchmal sogar als »geistige Behinderung« diagnostiziert. Traumatische Erfahrungen können das Fortschreiten kindlicher Entwicklung hemmen oder gar zeitweilig zurückwerfen. Dies ist wichtig zu wissen und zu würdigen. Denn die Kinder leiden unter Traumafolgen; Entwicklungsverzögerungen sind hier Folgen, nicht Ursache.

Manche Kinder neigen zu Parentifizierung: Parentifizierung heißt, dass Kinder Eltern der Eltern werden, sich um Eltern sehr stark kümmern und zu schnell, zu früh erwachsenes Verhalten an den Tag legen. Wenn Kinder selbst traumatische Erfahrungen machen mussten, mit denen ein meist völliger Kontrollverlust einherging, neigen sie dazu zu kontrollieren, ihre Umgebung, ihre Eltern, ihre Geschwister, ihre Lehrer*innen und Erzieher*innen. Sie verlieren und übergehen damit einen Teil ihrer Kindheit, ihrer kindlichen Lebensfreude und Spiellust. Diese Kinder brauchen, dass Erwachsene und andere Kinder mit ihnen spielen, sie schützen und ihnen Sicherheit geben und damit einen Boden bereiten, auf dem sie ihre Spielfreude wiederentdecken und wiederbeleben können.

» Kinder mit traumatischem Erleben brauchen alles, was auch Erwachsene brauchen, nur viel mehr und viel intensiver. Das gilt insbesondere für Schutz, Herzenswärme und Geborgenheit. Kinder dürfen nicht mit dem Schrecken des Traumas allein bleiben. Sie müssen Möglichkeiten finden, ihn zu teilen. Dies geschieht oft über das Spiel. Kinder spielen das Leid, aber auch ihre Kraft. Spielen ihren Rückzug, aber auch ihre Neugier, ihren Zorn und ihre Hilflosigkeit. «

56 Gibt es geschlechtsspezifische Traumabesonderheiten?

Wir haben dieses Frage-Antwort-Buch zum Thema Trauma »dem traumatisierten Menschen«, »den traumatisierten Menschen« und »der traumatisierten Person« gewidmet. Unterscheidungen bzw. Betonungen von Besonderheiten bezogen und beziehen sich im Text auf das Alter: Kinder – Erwachsene oder auf die unterschiedlichen Rollen: Eltern – Kinder bzw. durch Traumaerfahrungen Betroffene – Begleitende, Angehörige, Helfende. Geschlechtsspezifisch unterschieden haben wir in manchen Beispielen und Hinweisen, indem wir uns meist auf traumatische Gewalterfahrungen von Frauen bezogen und da wiederum oft auf diejenigen, die in ihrer Kindheit und Jugend sexuelle Gewalterfahrungen erleiden mussten. Traumatisierte Frauen sind

Meistens sind Männer die Täter

Ungeachtet aller genannten geschlechtsspezifischen Differenzierungen muss festgestellt werden, dass meistens Männer die Täter sind. Doch auch Frauen können Täterinnen sein und Männer Opfer. Ca. 10 % der Menschen, die von Gewalt be- und getroffen sind (mit oder ohne Traumatisierung) sind Männer. Die überwiegende Zahl der Täter, also ca. 90 %, sind männlich. Männer werden meist Opfer von Gewalt, die ihnen von anderen Männern zugefügt wird, vor allem als Kinder, Jugendliche und junge Männer. Und Männer sind insbesondere dort von Gewalt betroffen, wo starke Machtgefälle in Institutionen wie zum Beispiel in Gefängnissen oder beim Militär existieren. 10–15 % aller Männer wurden in ihrer Kindheit oder Jugend Opfer sexualisierter Gewalt, bei Mädchen sind es 20–25 %. Von den männlichen Kindern und Jugendlichen, die sexualisierte Gewalt erleben mussten, geschah dies bei 10–20 % von Frauen (also auch da wieder überwiegend von Männern), bei Mädchen liegt der Anteil bei 5–10 %.
Wie viele unter den genannten Männern an Traumafolgen leiden ist unbekannt. Es gibt zu wenige wissenschaftliche Untersuchungen.

diejenigen, die uns in unserer therapeutischen Praxis, in Studien und in wissenschaftlichen Veröffentlichungen am zahlreichsten begegnet sind.

Zu der Identität eines Menschen, zu seinem Ureigensten, gehört seine Sexualität. Wenn ein Mensch wegen seines Geschlechtes in seinem sexuellen Selbstverständnis und seiner sexuellen Selbstbestimmung angegriffen und verwundet wird, dann wird er in seinem intimen Sein angegriffen und verletzt, in seiner Identität und Integrität. Wenn er wegen seiner sexuellen Orientierung Gewalt und Beschämungen erfährt, dann bergen diese die Gefahr traumatischen Erlebens. Das gilt für Menschen jeden Geschlechts und jeder sexuellen Orientierung und für alle Menschen, die rassistischen Diskriminierungen in jedweder Form und den Monstern der Entwürdigung begegnen. An diesen Grundsatz halten wir uns, wenn wir von »traumatisierten Menschen« sprechen und im Folgenden »Männer« und »Frauen« in Vergleich und Bezug zueinander setzen.

Wir haben es oft genug in unserer therapeutischen Praxis erlebt: Jungen und Männer leiden genauso wie Mädchen und Frauen an traumatisierender Gewalt, die Traumafolgen treffen bei ihnen in ähnlicher Weise zu, wie sie für Frauen und Mädchen beschrieben wurden. Das gilt auch für Traumata, die nicht durch persönliche Gewaltausübung verursacht, sondern durch Unfälle, Naturkatastrophen und ähnliche Ereignisse hervorgerufen wurden, und für Co-Traumatisierungen durch Zeugenschaft.

Unterschiede bestehen im Umgang mit den Traumafolgen

Die hauptsächlichen Unterschiede zwischen Männern und Frauen im Blick auf traumatisches Erleben bestehen nicht in dem Leiden, sondern im Umgang mit dem Leid und den Folgen. Klienten, die unsere therapeutische Hilfe suchen, benennen und erkennen ihr Leiden an traumatischen Ereignissen und ihren Folgen oft nur sehr zögerlich über massive gesundheitliche Probleme und unerklärliche, schmerzliche Konflikte in der Partnerschaft. Zu »selbstverständlich« sind die, meist familiären und schulischen, Erfahrungen, als Kind und als Jugendlicher geschlagen und niedergemacht, emotional und körperlich gedemütigt worden zu sein, von Männern wie Frauen, von Vätern wie Müttern. Nicht zu taugen, nichts wert zu sein und wegen seines Geschlechtes als »zukünftiger Mann« oder der Nicht-Erfüllung von Vorstellungen, was ein »richtiger Mann« ist, miss- oder verachtet zu werden.

Traumatische Erfahrungen, die auf diesen »männlichen« Boden des Leids fallen, finden Ausdruck im unterschiedlichen, geschlechtsspezifischen Umgang mit den Traumafolgen. Sind Frauen oft den Rollenzuweisungen unterworfen, dass sie gefügig zu sein haben und Erniedrigungen aushalten müssen, so folgen Jungen und Männer oft den Rollenzuweisungen wie zum Beispiel: »Einem richtigen Mann passiert das nicht.« Oder: »Wenn man nur einen starken Willen hat, dann wird man damit schon fertig.« Doch viele Männer werden damit nicht »fertig«. Sie leiden darunter und verbergen ihr Leiden, weil sie sich schämen, es mit anderen zu teilen. Das macht die Annahme von Hilfsangeboten schwieriger. Die Notwendigkeit von Unterstützung wird oft nicht gesehen und nicht akzeptiert.

Manche Männer empfinden Schuldgefühle einfach wegen der unabänderlichen Tatsache, dass sie Männer sind. Sie haben Schuldgefühle ohne Schuld. Und viele ergreift eine tiefe Scham, weil sie sich durch männliche Gewalt, ihr Mitgefühl und ihre Solidarität mit Schwächeren beschämt fühlen. Sie lehnen die entwürdigenden Taten von übergriffigen Männern ab und verurteilen sie. Das kann zu Selbstwert- und Rollenverunsicherungen führen. Manche Männer wissen nicht mehr, wie sie »männlich« sein können. Sie wollen nicht so wie die Täter werden, aber wissen auch nicht, was und wie die Alternative ist. Manche passen sich an das an, was sie als »weiblich« ansehen oder was gesellschaftlich ihnen als weiblich suggeriert wird. Andere verleugnen irgendwann das Thema und unterstützen damit unbewusst und indirekt die Akzeptanz des Täterverhaltens. Hier braucht es neben allem anderen, was traumatisierten Menschen hilft, eine Auseinandersetzung mit dem Rollenverständnis und auch männliche Solidarität und männliche Vorbilder.

57 Was sind Traumabesonderheiten bei Menschen mit Behinderungen?

Bis gegen Ende des letzten Jahrhunderts hat man die Augen fest davor verschlossen, dass Menschen mit Behinderungen sexuellen Übergriffen und anderen Traumatisierungen ausgesetzt sind. Frei nach dem Motto: Was es nicht geben darf, gibt es nicht. Doch die wenigen vorliegenden Untersuchungen haben eindeutige Ergebnisse. Menschen mit Behinderungen haben ein anderthalb bis viermal höheres Risiko, Gewalt, traumatisierende Gewalt, insbesondere sexualisierte Gewalt, zu erleben. Hinzu kommt, dass Menschen mit Behinderungen, seien sie körperlicher, psychischer oder geistiger Art, häufig wegen der vorhandenen Verständigungs- und Ausdruckseinschränkungen nicht über ihr Leiden berichten können. Vielfach leben sie in Institutionen oder in familiären Verhältnissen, in denen es starke Machtgefälle gibt und in denen durch Erfahrungen mit Betreuer*innen und anderen Bewohner*innen neue traumatische Erfahrungen gemacht werden oder traumatisches Erleben durch Retraumatisierungen wiederbelebt wird.

Traumatisierung ist ein gravierendes Thema

Für Menschen mit Behinderungen ist also Traumatisierung und insbesondere Traumatisierung durch sexualisierte und andere Gewalt ein besonders gravierendes Thema. Auch wenn ihre Ausdrucksweise eine andere als die vieler anderer Menschen sein mag, so teilen sie mit ihnen doch die Scham und die Moral des Verschweigens. Auch wenn sie der Sprache nicht genug mächtig sind, um von dem zu erzählen, was sie erlitten haben, tragen sie dennoch das gleiche Leid. Wenn sie sich äußern, müssen sie oft die Erfahrung machen, dass ihr Leid bagatellisiert oder als Ausdruck der Behinderung abgetan wird (»Die fantasiert ja nur!« »Der will sich ja nur wieder in den Vordergrund drängen.« »Die will ja nur Anerkennung.«). Auch wenn Menschen mit körperlichen Behinderungen sich sprachlich verständigen können, kann es sein, dass sie, wenn sie Traumata erleben, darauf angewiesen sind, dass andere ihr Leid und ihre Verstörtheit in »ihrer« Sprache verstehen, zum Beispiel dass die Krampf- oder Schwächeanfälle ähnlich, aber anders sind als vielleicht zuvor.

Viele Folgeerscheinungen des Traumaerlebens ähneln Ausdrucksformen der Behinderung

Bei psychischen Behinderungen ist dieser Zusammenhang offensichtlich, weil Traumata seelische Wunden schlagen und mit psychischen Erkrankungen in ihrer Erscheinungsform zusammengehen können. Bei geistigen Behinderungen kann beispielsweise die Unruhe aus verschiedenen Quellen entstehen, zum Beispiel aus der Verzweiflung darüber, etwas nicht zu können, was man können möchte, oder sich in der Folge (sexualisierter) Übergriffe bilden. Gleiches gilt für Rückzugstendenzen oder Aggressivität, für Misstrauen und andere Gefühlsausdrücke. Manche Menschen mit geistigen Behinderungen schwanken zwischen abgrenzendem Rückzug und sehr starken, oft grenzenlosen Nähewünschen. Das Alleinsein ist nicht nur eine Folge sexualisierter Gewalt, sondern auch eine Begleiterscheinung von chronischen Behinderungserfahrungen. All das macht es schwer, Erfahrungen traumatisierender Gewalt eindeutig festzustellen. Es ist notwendig, dass Menschen, die ein Vertrauensverhältnis zu den Betroffenen haben, Veränderungen registrieren, auf sie hören, sie beobachten und achtsam für alle Einzelheiten und einzelnen Äußerungen sind.

Was hilft?

Eigentlich sollte es nicht der Erwähnung bedürfen, aber der Lebensalltag zeigt, dass es notwendig ist zu betonen: Menschen mit Behinderung verstört es ebenso wie andere, wenn sie traumatische Erfahrungen machen müssen, und sie leiden ebenso unter den Ereignissen und unter deren Folgen. Deshalb brauchen sie Achtsamkeit und Würdigung, brauchen sie Unterstützung und Hilfe, die ihre jeweilige Besonderheit und Einzigartigkeit würdigt. Besonders bewährt haben sich kreative Angebote, die an den psychischen, intellektuellen und physischen Kompetenzen eines jeden Menschen ansetzen und ihn in seinem Selbstbewusstsein stärken, sowie Angebote der spürenden Begegnungen, in denen Erfahrungen des Schauens und Gesehen-Werdens, des Hörens und Gehört-Werdens, des Greifens und Ergriffen-Werdens, des Lehnens und des Drückens angeboten werden. Dadurch können diese traumatisierten Menschen neue, würdigende Begegnungen erleben und Heilungsprozesse in Gang kommen.

Trauma und geflüchtete Menschen

Geflüchtete Menschen erfahren häufig mehrfach Traumatisierungen und machen traumaverschärfende Erfahrungen. Sie befinden sich in einem permanenten Überlebenskampf.

58 Wie zeigen sich Traumafolgen bei geflüchteten Menschen?

Das Leid geflüchteter Menschen aufgrund traumatischer Erfahrungen ist immens. Eine deutsche Studie ergab, dass 52 % der Asylbewerber*innen eine oder mehrere traumatische Erfahrungen vor der Flucht im Herkunftsland erlebt haben, darüber hinaus 37,5 % eine Naturkatastrophe. In Norwegen zeigte eine Studie unter Asylbewerber*innen, dass sie durchschnittlich neun traumatische Situationen erlebt hatten. Eine dänische Untersuchung ergab, dass 45 % der befragten Asylbewerber*innen Folter erlitten hatten, 44 % in Gefangenschaft und 59 % Zeugen von bewaffneten Auseinandersetzungen gewesen waren. Bei bis zu 45 % der Asylbewerber*innen wurde eine Posttraumatische Belastungsstörung festgestellt.

Grundsätzlich zeigen sich Traumafolgen bei geflüchteten Menschen genauso wie bei anderen traumatisierten Menschen. Eine Besonderheit bei geflüchteten Menschen besteht darin, dass viele mehrere traumatische Situationen erlebt haben. Khan hat dafür den Begriff der »kumulativen Belastung« bei traumatisierten Menschen eingeführt. Er beschreibt damit, dass eine Aufeinanderfolge von Belastungen (traumatischen wie nichttraumatischen) zu einer traumatischen Gesamtbelastung führen kann, die weit über die unmittelbaren Folgen des einzelnen traumatischen Ereignisses hinausgehen. Keilson hat in seiner Untersuchung jüdischer Flüchtlingskinder während und nach dem zweiten Weltkrieg in den Niederlanden das Konzept der »sequenziellen Traumatisierung« entwickelt. Darunter wird eine Abfolge von traumatisierenden bzw. traumaverschärfenden Erfahrungen verstanden. Besondere Beachtung fanden in seiner Untersuchung die Erfahrungen der Kriegswaisen nach dem Ende der unmittelbaren Bedrohung, die mit manchen Erfahrungen von Asylbewerber*innen vergleichbar sind (unsichere Situation usw.).

Die Folgen dieser traumaverschärfenden Gesamtbelastung geflüchteter Menschen zeigen sich darin, dass sie sich im permanenten Überlebenskampf befinden. Ist ein existenziell bedrohliches Ereignis durch eine der 4 F (flight or fight, freeze or fragment) überlebt, ist die Phase der Traumabewältigung unmittelbar unterbrochen durch das nächste existenziell bedrohliche Ereignis und die Zeit »läuft« bis zum nächsten und zum nächsten … Wegen dieser deutlichen Traumabesonderheit geflüchteter Menschen beschreiben wir im Folgenden ihren Traumaprozess.

» *Es ist sehr unwahrscheinlich – das ist unser Statement an dieser Stelle –, dass Menschen sich dem Traumaerleben einer Flucht und dem Überlebenskampf ohne Not aussetzen.* «

59 Wie verläuft der Traumaprozess bei geflüchteten Menschen?

Der traumatische Prozess durchläuft bei vielen traumatisierten geflüchteten Menschen mehrere Phasen:

- Schon bevor Flucht ein Thema wird, können manche der späteren Flüchtlinge traumatische Erfahrungen gemacht haben, zum Beispiel durch häusliche Gewalt, plötzliches Herausfallen aus familiären Strukturen oder Naturkatastrophen.
- Vor der Flucht erleben fast alle große Not oder haben Angst vor dem, was über sie hereinbrechen kann: Gefangenschaft, Krieg, Vertreibung, Hunger, Vergewaltigung …
- Auch während der Flucht können sehr häufig traumatische Ereignisse durchlebt werden müssen: illegale Grenzübertritte mit Lebensgefahr für sich und die Angehörigen (vor allem mit Kindern oft als besonders traumatisch erlebt), Beschuss, Gefahr des Ertrinkens im Mittelmeer, Schutzlosigkeit vor Gewalt und Vergewaltigung …
- Nach der Flucht gibt es fast immer nicht sofort Sicherheit, sondern lang andauernde Verunsicherung in Lagern und Notunterkünften, einen unsicheren Aufenthaltsstatus und die Angst, zurückgeschickt zu werden.
- Hinzu kommt die Angst um die Menschen, die zurückgeblieben und gefährdet sind.

60 Unterscheiden sich »Wirtschaftsflüchtlinge« und »politische Flüchtlinge«?

Oft wird in der Öffentlichkeit und im Umgang mit geflüchteten Menschen großer Wert darauf gelegt, zwischen »Wirtschaftsflüchtlingen« und »politischen Flüchtlingen« zu unterscheiden. Diese Differenzierung ist rechtlich geboten, das Asylrecht fordert sie. In der Realität verschwimmen die Grenzen zwischen den Kategorien.

Die Unterscheidung zwischen diesen beiden Arten von Flüchtlingen hat allerdings eine sehr lange Tradition. Als in den fünfziger Jahren des letzten Jahrhunderts viele Menschen, etwa 4,2 Millionen, von denen letztendlich 3,5 Millionen »im Westen« blieben, aus der damaligen DDR nach Westberlin flohen, wurden sie auch damals eingeteilt in Wirtschaftsflüchtlinge und politische Flüchtlinge. Dazu mussten sie mehrere Befragungen durchlaufen und bekamen dann eine Klassifizierung. (Im Museum des Flüchtlingslagers Marienfelde in Berlin kann man Dokumente einsehen, die menschliches Leid und das staatliche Versagen des Westens aufgrund der Unterscheidung in Wirtschaftsflüchtlinge und politische Flüchtlinge deutlich machen.) Wer »nur« als Wirtschaftsflüchtling anerkannt wurde, durfte Westberlin nicht verlassen und bekam keine Arbeitserlaubnis. Diese Menschen wurden in heruntergekommenen Lagern, Kellern und ähnlichen Räumen untergebracht, 700000 kehrten in die DDR zurück oder wurden zurückgeschickt. Der Versuch der westlichen Regierung, gleichzeitig die Menschen, die die DDR verlassen wollten, dazu zu bewegen, dort zu bleiben, scheiterte. Für viele dieser Menschen war dies alles, vor allem aber die Einteilung in »Wirtschaftsflüchtling« und die erzwungene Rückkehr, eine traumatische Erfahrung. Die Angst bei der Vorbereitung der Flucht und bei der Flucht selbst, die auch schon vor dem Bau der Mauer ein hohes Risiko für die Flüchtlinge selbst sowie für ihre zurückgebliebenen Familienangehörigen bedeutete, die Angst im Hinblick auf die Rückkehr, die verlorenen Sehnsüchte und Hoffnungen hinterließen Narben.

Ähnlich schwierig und manchmal makaber und tragisch anmutend lief es auch in den letzten Jahren mit der Unterscheidung zwischen politischen und Wirtschaftsflüchtlingen. Offensichtlich ist diese Unterscheidung nicht klar zu treffen. Ein russischer Journalist zum Beispiel, der sich gegen den Angriffskrieg der russischen Regierung gegen die Ukraine ausgesprochen hatte, wurde entlassen und in Russland angeklagt, aber nicht wegen der politischen Äußerungen, sondern wegen angeblicher »Förderung der Homosexualität«. Dass allein diese Verurteilung nicht ausreicht, eine politische Verfolgung nachzuweisen und als politisch Verfolgter zu gelten, sondern den Status als Wirtschaftsflüchtling zu bekommen, zeigt die große Schwäche dieser Unterscheidung. Ob dieser Mann traumatisiert ist, wissen wir nicht, dass er tiefe Spuren der Kränkung davonträgt, halten wir für wahrscheinlich. Viele andere, die in wirtschaftlicher Not hungern oder aus der Sehnsucht nach einem besseren Leben für sich und ihre Familie nach Europa kommen, lebten vorher in diktatorischen oder zumindest totalitären Regimes. Viele sind auf der Flucht traumatisiert worden: in den Booten im Mittelmeer, in den Wanderungen durch die Wüste, in den Verfolgungen und dem Elend der Flüchtlingslager in Libyen oder in der Türkei. Sicher ist, dass die Unterscheidung zwischen sogenannten Wirtschaftsflüchtlingen und politischen Flüchtlingen nicht dazu taugt, zu entscheiden, ob ein Mensch traumatisiert ist oder nicht. Beide Arten von Flüchtlingen können traumatisiert sein und sind es sehr häufig.

61 Was brauchen traumatisierte geflüchtete Menschen?

Wer aus den Erfahrungen extremer Verunsicherung kommt, wie es bei fast allen traumatisierten Flüchtigen der Fall ist, braucht in erster Linie Sicherheit. Unsicherheiten und Verunsicherungen sind der Feind der Geborgenheit. Geflüchtete traumatisierte Menschen kommen aus Erfahrungen der Bedrohung, der existenziellen Bedrohung. Wenn sie in unseren Ländern aufgenommen werden, wenn sie einen sicheren Status erhalten, wenn sie von anderen Menschen unterstützt werden, wenn sie Parteilichkeit erfahren gegen die existenziellen Bedrohungen, dann kann mit dem Schaffen der äußeren Sicherheit auch ein Gefühl der inneren Sicherheit entstehen, aus dem sogar allmählich Geborgenheit wachsen kann. Ohne Schutz keine Geborgenheit. Zur Geborgenheit gehört Vertrautheit. Vertrautheit und Vertrauen brauchen Zeit, um sich entwickeln zu können.

Geflüchtete Menschen mit traumatischen Erfahrungen brauchen, dass ihre Erfahrungen gewürdigt werden. Das heißt vor allem, dass sie gesehen und gehört werden. Darüber zu reden, ist für viele Menschen schwer, einmal wegen der Sprache und der sprachlichen Unterschiede, zum anderen, weil viele geflüchtete Menschen verstummt sind. Ihnen fehlen die Worte oder sie ziehen sich zurück. Manchmal verwandelt sich ihr Rückzug auch in Aggressivität, die Hilflosigkeit führt dazu, dass das, was eingesperrt ist, plötzlich herausbricht, sich als aggressives Verhalten zeigt. Doch der Rückzug ist häufiger und fast immer sind bei diesen traumatisierten geflüchteten Menschen die existenziellen Verunsicherungen der Hintergrund. Wenn diese Menschen Verständnis empfinden und gesehen und gehört werden, dann verschwindet die Antriebskraft für Rückzug und Aggressivität. Ein großes Thema ist für viele die Traurigkeit. Alle Menschen, die fliehen, haben etwas zurückgelassen. Vertrautheit, Zugehörigkeit, andere Menschen, Gerüche, Gegenstände, Heimat … Darüber zu reden, und die Trauer zu zeigen, fällt vielen schwer. Das gilt auch für die Angst um die Angehörigen, die zurückgeblieben sind und zurückbleiben mussten.

Am wichtigsten und notwendigsten ist, dass die geflüchteten traumatisierten Menschen respektiert werden als Menschen, die existenzielle Verunsicherungen und Verluste erleben mussten, als Menschen, die traumatisiert sind, und dass sie traumaspezifische Hilfen erhalten. Die Traumahilfe kann erst dann gelingen bzw. wirklich auf Dauer gelingen, wenn die Menschen in sicheren Verhältnissen leben, wenn ihr Aufenthaltsstatus geklärt ist und gegebenenfalls der Familiennachzug vollzogen ist und sie eine Lebensperspektive haben, dann, wenn sie »wieder Boden unter den Füßen« verspüren.

62 Was ist bei traumatisierten, geflüchteten Kindern zu beachten?

Viele Kinder, die aus anderen Ländern nach Zentraleuropa geflüchtet sind, haben Traumata erlebt oder sind co-traumatisiert worden, weil sie Zeug*innen von Krieg, Gewalt, Bedrohung und anderem waren. Als Zeug*innen existenziell bedrohlicher Ereignisse haben sie sie erlebt, als wären sie ihnen selbst geschehen. Nur selten können wir beobachten, dass geflüchtete Kinder mit traumatischen Erfahrungen weinen. Meist sind sie erstarrt. Der Schrecken ist oft in ihren Gesichtszügen eingefroren, mit großen, vom Erschrecken geweiteten Augen. Wenn sie weinen, dann trauern sie nicht und klagen sie nicht, sondern wimmern eher leise in sich gekehrt vor sich hin. Oft denken (und hoffen) Eltern oder Helfer*innen, dass die Kinder nicht so viel »mitbekommen haben« von der Flucht und all dem, was dabei, davor, danach passiert ist. Doch das ist meist ein Irrtum. Kinder bekommen viel mehr mit, als Erwachsene vermuten. Selbst wenn sie etwas nicht verstehen, und auch, wenn sie von ihren Eltern oder anderen Erwachsenen mit all deren manchmal »übermenschlichen« Kräften beschützt worden sind, spüren sie die Angst, die Bedrohung, die Hilflosigkeit und Verzweiflung.

Geflüchtete Kinder sind oft intensiv darin geübt, ihre Sinne wachzuhalten, innerlich sind sie meist sehr aufgeregt, um Bedrohungen zu erkennen und zu entgehen. Deshalb ist all das, was traumatisierte Kinder brauchen, auch für geflüchtete Kinder notwendig. Ganz besonders ist bei geflüchteten, traumatisierten Kindern zu beobachten, dass diese sehr große Verantwortung für die Eltern übernehmen. Sie spüren, dass auch die Eltern traumatisiert sind, auch wenn sie das Wort dafür nicht kennen. Sie merken in jedem Fall, dass die Eltern Kummer haben, voller Angst und Trauer sind, dass es ihnen schlecht geht. Kinder wollen nicht, dass es Eltern schlecht geht, also versuchen sie, ihnen den Kummer, die Angst, die Sorgen zu nehmen – auch damit sind sie überfordert, dazu sind sie nicht in der Lage, dazu können sie nicht in der Lage sein. Das belastet die traumatisierten Kinder und insbesondere die geflüchteten traumatisierten Kinder zusätzlich zu den sonstigen vorhandenen Belastungen. Um Eltern zu schonen, zeigen sie dann oft ihre eigene Trauer nicht und versuchen, ihre eigene Angst zu verbergen. Sie meinen, stark sein zu müssen, was nicht geht. Mit diesen Kindern Möglichkeiten zu schaffen, dass sie überhaupt wieder spielen können, dass sie wieder lachen können, dass sie Kind sein dürfen, ist ein erster und zentraler Schritt der Hilfestellung.

63 Was brauchen die Helfer*innen?

Viele Menschen engagieren sich in der Flüchtlingshilfe. Das ist gut so, das ist wichtig für die geflüchteten Menschen und für die gesamte Gesellschaft. Wer traumatisierte Flüchtlinge begleitet, ob als freiwillige*r Helfer*in, ob in der Schule, der Kita, am Arbeitsplatz, in der Nachbarschaft oder im Verein, wird mit traumatischen Erfahrungen und deren Folgen konfrontiert. Deshalb ist es wichtig, dass Helfer*innen über Traumata und Traumafolgen zumindest grundlegend Bescheid wissen, um das, was ihnen in der Beziehung zu den geflüchteten Menschen passiert, einordnen zu können. Die Helfer*innen spüren viele Eindrücke, viele Ängste, viele Verunsicherungen, viel Not, viele existenzielle Bedrohungserfahrungen bei den Menschen, die sie begleiten. Das färbt ab, weil die Menschen, die helfen, über Resonanzbereitschaft und -fähigkeiten verfügen, weil sie mitfühlen. Sie fühlen deswegen auch die Traumafolgen mit. Das ist viel und kann manchmal zu viel sein. Es ist wichtig, dass sie darauf achten, sich ernst zu nehmen, dass sie wahrnehmen, was gerade geht und was nicht geht, was sie gerade leisten können und was nicht. Auch Helfende haben das Recht zu sagen: »Ich kann jetzt nicht, ich komme morgen wieder«, oder: »Stopp, warten Sie einen Moment. Das ist mir jetzt zu viel. Ich kann nicht mehr folgen. Mein Kopf ist voll, mein Herz ist voll!« Engagement ist gut und ein persönliches individuelles Maß für das Engagement zu finden, ist auch gut. Es gibt kein objektives Maß für das, was zu viel und was zu wenig ist. Wer traumatisierten Menschen hilft, ob Geflüchteten oder anderen und in welcher Rolle und Funktion auch immer, hat es äußerst schwer, das »richtige« Maß zu finden und wird immer um das für die Person selbst angemessene Maß herum schwanken. Auf Überforderung mit Selbstüberforderung zu reagieren, ist für viele Helfer*innen fast unvermeidlich. Das ist »normal«. Umso wichtiger ist es, immer wieder hinzuspüren: Was kann ich und was kann ich nicht – und dem Hadern mit sich selbst, »wieder einmal« die Grenze überschritten zu haben, nicht allzu viel Zeit und Kraft einzuräumen.

Menschen, die geflüchteten, traumatisierten Menschen helfen wollen, sollten aus Selbstfürsorge außerdem über traumafreie Räume verfügen oder sich solche schaffen. Damit meinen wir Aktivitäten und Zeiten, die nichts mit Traumaerfahrungen zu tun haben. Vielleicht ist es die Gartenarbeit oder das Lesen eines Romans (in dem es nicht um berührende traumatische Erfahrungen geht!), ein gutes Essen, das Zusammensein mit Freund*innen oder das Hören der Lieblingsmusik.

Wer hilft und andere Menschen unterstützt, braucht selbst auch Unterstützung. Es ist notwendig, sich mit anderen Menschen auszutauschen und über Erfolge und Enttäuschungen zu erzählen. Vor allem ist es notwendig, für die eigenen Gefühle, die die helfende Arbeit hervorruft, einen Ausdruck zu finden. Manche Helfer*innen schreiben etwas auf oder malen oder sprechen sie anderen vertrauten Menschen gegenüber aus. Das alles dient der Entlastung und ist notwendig.

64 Welche Bedeutung haben kulturelle Unterschiede?

Ja, es gibt Unterschiede zwischen den Kulturen, aus denen geflüchtete Menschen kommen und denen, in die sie fliehen bzw. geflohen sind. Diese betreffen weniger das Trauma als die Traumafolgen und den Umgang mit ihnen. Worüber sich Menschen zum Beispiel schämen und wie sie mit der Scham umgehen, ob sie sich jemandem anvertrauen können und wem, ist verschieden. Unterschiede betreffen auch das Erziehungswesen. In vielen Ländern wird in der Schule vor allem Frontalunterricht abgehalten und viel auswendig gelernt, also ähnlich wie in den sechziger Jahren in Deutschland und anderen Ländern Mitteleuropas. Oft werden Kinder häufiger und regelmäßiger geschlagen als in Deutschland, in der diese Kultur- und Erziehungstechnik offiziell verboten und, gesellschaftlich weitgehend anerkannt, verpönt ist. Was »Ehre« bedeutet und die Ehre verletzt, was »Respekt« im Umgang miteinander bedeutet, welche Atmosphäre und Ansprache Menschen brauchen, um über ihre leidvollen Erfahrungen sprechen zu können, all das mag kulturell unterschiedlich geprägt sein. Die Rolle der Geschlechter und der geschlechtlichen Neigungen differiert. Das hat unseres Erachtens weniger mit Religion zu tun oder nur am Rande, eher mit den kulturellen, historischen Besonderheiten und der Machtstruktur der verschiedenen Gesellschaften.

Wenn Helfenden, die traumatisierte Flüchtlinge begleiten, in dieser Hinsicht etwas auffällt oder sie irritiert, ist es am wichtigsten, diese Irritation in Fragen an die betroffenen Menschen selbst zu äußern. Das zeigt ihr Interesse an jedem einzelnen Menschen selbst und daran, wie sich die Kultur in ihn persönlich eingehaust hat. Das hilft gegen Vorurteile und Vorverurteilungen, und das ermutigt die Geflüchteten auch, die Helfenden unseres Kulturkreises nach den Besonderheiten und Eigenheiten der Kulturen in Mitteleuropa zu fragen.

Was ist eigentlich unsere Kultur? Diese Frage hat gesellschaftliche Sprengkraft und wir werfen sie an dieser Stelle nur auf, weil wir darauf hinweisen möchten, dass sie im Umgang mit traumatisierten Flüchtlingen besondere Bedeutung hat. Die Gefahr der Retraumatisierung oder »neuer« Traumatisierung ist existent und existenziell: durch Erfahrungen der Menschenverachtung und -missachtung im Ankunftsland, durch Gewalt und Beschämung und all die anderen Monster der Entwürdigung einschließlich der Erfahrungen der Leere zum Beispiel aufgrund unterlassener Hilfeleistungen. Traumatisierte Flüchtlinge haben über das generelle Problem der sprachlichen Verständigung hinaus das besondere Problem, wegen des Verstummens als Folge der Traumatisierung den Anforderungen zum Beispiel beim Asyl-Anerkennungsverfahren nicht gewachsen zu sein. Wer traumatisiert ist, findet oft keine Worte. Das Unaushaltbare wird dann zum Unaussprechbaren.

All das betrifft den Umgang mit den Traumata von Flüchtlingen und deren Folgen, aber nicht die Traumata selbst. Wenn eine Frau in Afghanistan vergewaltigt wird, ist das für sie genau so schrecklich, als wenn dies in Regensburg passiert. Wenn ein Kind wiederholt geschlagen und dadurch seelisch und körperlich verletzt wird, dann leidet es ähnlich in Leipzig oder in Libyen. Wenn Familien beschossen werden, ergreift sie die gleiche Todesangst, im Donbass wie in Syrien. Traumatische Erfahrungen, also existenzielle Bedrohungen, entwürdigen, entwerten die Würde der Menschen. Deren Recht auf Unverletzlichkeit ist überall gleich. Es ist ein Menschenrecht für alle und kein deutsches oder österreichisches oder anderes nationales Menschenrecht. Das Recht aller Menschen auf Würdigung ist wie das Leiden universell. Leidende Menschen brauchen Unterstützung, ganz gleich, welcher Religion sie angehören, welche Hautfarbe sie haben oder in welchem Land sie geboren sind.

Angehörige traumatisierter Menschen

Wir wollen hier Angehörigen traumatisierter Menschen einige Hinweise geben, um die Verständigung, den Dialog und das Miteinander zu fördern.

65 Wie mit der Hocherregung umgehen?

Wenn Sie Angehörige*r eines traumatisierten Menschen sind, dann werden Sie Erfahrungen damit haben, dass diese*r oft sehr hocherregt ist. Das gilt für Kinder ebenso wie für Eltern und Partner*innen. Die Hocherregung als Traumafolge, deren Quellen an anderer Stelle beschrieben worden sind, kann für Sie störend sein, ja, sogar Leid verursachen. Wenn Sie sehr entspannt sind und jemand anders sehr hocherregt ist, dann werden Sie mit hoher Wahrscheinlichkeit aus Ihrer Ruhe und Entspannung gerissen. Wenn Sie selbst aufgeregt sind, kann die hohe Erregung traumatisierter Menschen dazu führen, dass sich die Erregungen hochschaukeln oder Sie zumindest beide nicht von ihrer Hocherregung herunterkommen können. Manchmal entladen sich Hocherregungen auch in Streitigkeiten oder führen zu Erkrankungen wie Kopfschmerzen oder körperlichen Spannungen.

Alternativen zum Aushalten

Wenn Sie eine traumatisierte Person lieben – und das unterstellen wir –, werden Sie dazu neigen, die Hocherregungsschübe oder die andauernde Hocherregung auszuhalten. Das kann eine Zeitlang gelingen, kann aber auch bei Ihnen zu Unbehagen oder Folgeschäden führen. Also gilt es, Wege zu finden zwischen Distanzierung und Aushalten. Ein Weg zumindest kann darin bestehen, dass Sie das, was Sie gerade empfinden, transparent machen. Dass Sie aussprechen, dass zwischen Ihnen und der anderen Person unterschiedliche Erregungsniveaus existieren und dass Sie sich jeweils in einem anderen Zustand befinden. Manchmal hilft schon das Aussprechen. Oft hilft auch die Frage: »Was brauchst du von mir, was möchtest du von mir, wenn du so hocherregt bist?« Manchmal werden Sie vielleicht Antworten bekommen wie »Ich bin doch gar nicht aufgeregt!« oder »Dass du meine Aufregung wegmachst!«. Oft werden auch unterschiedliche Anlässe angeführt, die gerade eine Hocherregung hervorgerufen haben sollen. Lassen Sie sich nicht entmutigen, nach dem, was sie zur Erregungsverminderung tun können, zu suchen. Trotz der (verständlichen und wahrscheinlich hilflosen) abwehrenden Haltung oder der Ursachensuche im Resonanz-Ping-Pong von Schuldzuweisungen und Ähnlichem. Denn diese Anlässe sind sicherlich immer oder in den meisten Fällen ein wichtiger Faktor dafür, dass die Erregung steigt. Doch das allgemein erhöhte Plateau und die grundsätzliche Bereitschaft, dass die Erregung anwächst oder immer wieder hohe Spitzen erreicht, werden durch diese Anlässe nicht erklärbar. Die Quellen liegen in dem traumatischen Erleben, das auf Dauer langfristige Folgen hat und nur mit therapeutischer Hilfe behoben werden kann, wenn die in diesem Buch gegebenen Hinweise allein nicht fruchten.

Manchmal werden Sie auch Antworten hören, die Sie wie viele Angehörige überraschen. Beispiel: »Ich möchte, dass du mich in den Arm nimmst und fest drückst«, oder: »Lass uns mal einen Film gucken, auch wenn jetzt erst Mittag ist!«, oder: »Mir würde es guttun, jetzt mit dir wenigstens ein bisschen spazieren zu gehen.« Fragen Sie nach solchen Hinweisen und Bedürfnissen und behalten Sie positive Erfahrungen im Sinn, die Erregung reduzieren, damit Sie auch später darauf wieder zurückgreifen können. Auf leisen Sohlen durch das Leben zu gehen, damit die Kinder, Eltern oder Partner*innen keine Hocherregungsschübe bekommen, wird nicht gelingen und engt das Leben auf Dauer sehr ein. Deshalb suchen Sie Transparenz und Dialog, es lohnt sich.

66 Wie gelingt Kommunikation mit traumatisierten Partner*innen?

In jeder Partnerschaft wirken auch frühere Erfahrungen nach. Wenn ein*e Partner*in unter Traumafolgen leidet, insbesondere unter solchen sexualisierter bzw. sexueller Gewalt, dann kann die Nachwirkung stärker und intensiver sein. Manchmal spüren Partner*innen für sie seltsame und manchmal belastende oder verletzende Verhaltensweisen der traumatisierten Menschen. Das Alte wirkt im Neuen, das Frühere im Aktuellen. Die Komplikationen, die sich daraus ergeben, sind so unterschiedlich, dass sich allgemeingültige Aussagen zu Umgangsweisen verbieten. Die Probleme in der Partnerschaft sind konkret und bedürfen der konkreten Beschäftigung und Hilfestellung.

Dies vorausgeschickt, wollen wir dennoch Ihnen, Partner*innen traumatisierter Menschen, einige Hinweise geben, mit denen Sie nach unseren Erfahrungen dazu beitragen können, Ihre Verständigung miteinander zu verbessern:

Es kann sein, dass Sie mit ihren Bemühungen um Nähe und liebevolles Verhalten auf Abweisung stoßen. Diese Erfahrungen müssen nichts damit zu tun haben, dass Ihr Partner, Ihre Partner*in, Sie nicht liebt oder nicht mit Ihnen die Liebe im Alltag leben möchte. Traumatische Erfahrungen verunsichern die Opfer, verunsichern sie oft zutiefst. Die Verunsicherung traumatisierter Menschen umfasst auch eine Beziehungsverunsicherung oder Beziehungsangst, die in der aktuellen Beziehungssituation zum Beispiel durch Nähe oder andere Trigger wieder lebendig werden kann. Vielleicht hilft Ihnen dieses Wissen, auch in Situationen, die für Sie verletzend und beziehungsverunsichernd sind, Worte zu finden, die beziehungsfestigend sind. Versichern Sie Ihrer Partnerin, Ihrem Partner Ihrer Liebe (selbstverständlich nur, wenn dies wahr ist).

Ihre Partnerin, Ihr Partner hat wahrscheinlich als traumatisierter Mensch viel Druck erlebt und war gezwungen, etwas gegen ihren/seinen Willen zu tun oder auszuhalten. Deshalb reagieren traumatisierte Menschen oft auf Druck allergisch, ja abwehrend. Weil auch dieses Abwehrverhalten ein Anlass sein kann, dass Sie beziehungsverunsichert und verletzt reagieren, schlagen wir Ihnen vor, im Vorfeld, wenn es irgend geht, bestimmte Druck erzeugende Sätze zu vermeiden, zum Beispiel: »Du sollst dies und das anders machen!« Oder: »Du bist Schuld, wenn es mit uns (mit unserer Sexualität nicht klappt).« Oder: »Du machst mich verrückt! Du bist krank.« Eher sinnvoll, hilfreich und beziehungsfördernd sind Ich-Sätze wie: »Ich bin jetzt ganz durcheinander und weiß nicht, was gerade zwischen uns los ist.« Oder: »Ich bin traurig, dass wir uns heute nicht verstehen können. Was kann ich dazu tun, dass wir uns wieder erreichen können?«

Da dieser Vorschlag wie auch die Hinweise im Grunde nicht nur die Kommunikationsebene betreffen, sondern die grundsätzliche Haltung ansprechen, die ein liebevolles Leben mit einem traumatisierten Menschen möglich macht, möchten wir Ihnen im Folgenden »das große UND« vorstellen.

67 Was ist und wie hilft das »dreifache UND«?

Anknüpfend an das vorher Gesagte möchten wir Ihnen, den Partner*innen traumatisierter Menschen, in aller Kürze das »dreifache UND« als Haltung und Orientierung vorstellen, das Ihnen hoffentlich so wie vielen unserer Klient*innen hilfreich sein möge:

Das erste UND in der engen Beziehung zu einer traumatisierten Person heißt: Ich respektiere die Folgen deiner traumatischen Erfahrungen, auch die Zurückweisung, UND ich möchte Nähe mit dir!

Gegenüber dem traumatisierten nahen Menschen auszusprechen und ihm damit zu zeigen, dass man um die Traumaquelle des Abwehrverhaltens weiß und es akzeptiert, ist wichtig, reicht aber nicht aus. Das UND, das den Wunsch nach Nähe ausdrückt, lässt beiden betroffenen Menschen den Freiraum zur gemeinsamen Beziehungsentwicklung.

Das zweite UND (es sind eigentlich mehrere UND) betrifft Situationen, in denen eine Übertragung von Altem, Früherem (einschließlich der Personen, die für die traumatisierenden Erfahrungen verantwortlich sind) auf Aktuelles lebendig wird und die Beziehungssituation bestimmt. Sie, als Partner*in des traumatisierten Menschen, können zur Beziehungssicherheit entscheidend beitragen, wenn Sie sich trotz eigener Verletzung nicht ab-, sondern zuwenden: »Ich spüre, dass jetzt gerade wieder deine alte Verletzung zwischen uns steht. Das ist schmerzlich für mich UND ich verstehe, dass das so ist und dass das immer wieder mal so sein wird. UND ich bin der Mensch, der dich gern hat, der dich liebt UND der alles dafür tun möchte, dich nicht zu verletzen!«

Das dritte UND könnte sein: »Wenn du mir von dem, was dir passiert ist und worunter du leidest, erzählen möchtest, dann ist das gut und ich höre zu. UND wenn du das nicht möchtest, akzeptiere ich das und respektiere das.«

Viele Menschen, die Opfer von Gewalt, insbesondere von sexualisierter Gewalt, geworden sind, wollen das, was sie erlebt haben, teilen und haben gleichzeitig Angst davor. Sie sind verstummt. Sie haben das Vertrauen verloren, von anderen Menschen verstanden zu werden. Oft wollen sie auch ihrer geliebten Partnerin oder ihrem geliebten Partner das, was ihnen widerfahren ist, und die Folgen nicht zumuten. Deshalb ist hier die Haltung des UND wichtig: nicht drängen, aber sich anbieten. Aber – und an dieser Stelle gibt es kein UND – bieten Sie sich als engste*r und intimste*r Vertraute*r nur dann als Zuhörer*in an, wenn Sie sich sicher genug fühlen, das Leid verkraften zu können. Im Zweifelsfall: Seien Sie gnädig und achtsam mit sich und dem/der anderen – was immer das für Sie heißen mag.

68 Über die Wunde reden oder nicht?

Wir halten es grundsätzlich für sinnvoll, über das traumatische Geschehen zu reden, sich auch unter Angehörigen, die einander interessiert und liebevoll zugewandt sind, darüber auszutauschen, damit man sich trösten und sich verständigen kann. Dies ist ein Teil dessen, was wir fordern und wünschen: Lasst uns die traumatisierten Menschen nicht alleinlassen.

Unabdingbare Voraussetzung ist das Einverständnis und der Wunsch der traumatisierten Menschen, darüber zu reden, und selbstverständlich die Entscheidung, mit wem. Sie müssen »die Regie« haben, denn es darf sich nicht wiederholen, dass sie sich fremdbestimmt und ohnmächtig fühlen. Manche wollen es nicht, weil sie die anderen, ihre Angehörigen, damit nicht belasten wollen. Dann sagen Sie bitte (wenn das so stimmt), dass Sie durch das Erzählen nicht belastet werden, sondern dass Sie eher das Schweigen belastet und dass Sie spüren, dass Ihr*e Angehörig*er, die/der traumatische Erfahrungen hat, leidet. Andere traumatisierte Menschen haben keine Worte. Sie haben Angst zusammenzubrechen, wenn sie beginnen, das traumatische Ereignis und ihr Erleben mitzuteilen. Hier schlagen wir Ihnen vor, auf entsprechende Äußerungen so oder so ähnlich zu antworten: »Wenn du jetzt nicht darüber reden möchtest, kann ich das verstehen, aber ich bin da, zu einem späteren Zeitpunkt. Wenn du ein anderes Mal mit mir darüber reden möchtest, würde ich mich freuen.«

Über das Traumaerleben zu sprechen und damit die Unsicherheit und Not, die alle Beziehungsbeteiligten treffen können, zu mildern, heißt nicht, dass das Ereignis als solches der genauen Beschreibung bedarf. Es geht auch nicht ums »Aufarbeiten«, das muss therapeutischen Prozessen vorbehalten sein. Es geht um das Erleben und die persönliche Beziehung jetzt, darum, wie es Ihrer, Ihrem traumatisierten Angehörigen jetzt geht, wie die Nachwirkungen sind und die Folgen, die aktuell noch bedeutsam sind. Nicht die Einzelheiten des Traumaereignisses gilt es zu teilen, sondern den Schmerz, die Verletzung, die Sehnsucht nach Verbesserung. Wenn Menschen Ihre Verletzlichkeit nicht teilen können, engt das generell die Möglichkeiten von Partnerschaft und anderen nahen Beziehungen ein. Bieten Sie an, dass die Person, die Sie lieben oder gernhaben, ihre Verletzungen mit Ihnen teilt, und seien Sie Vorbild, indem Sie auch Ihre Verletzungen zeigen. Dann sind gegenseitiger Trost und Unterstützung möglich, dann kann Liebe und liebevolle Zugewandtheit leben.

Hilfen für traumatisierte Menschen

Nach der Darstellung traumatherapeutischer Verfahren teilen wir mit Ihnen unsere Erfahrungen aus der Praxis, was bei Traumatisierung ganz konkret helfen kann.

Einige traumatherapeutische Verfahren

Im Folgenden wollen wir einige gängige Verfahren der Traumatherapie bzw. der Begleitung traumatisierter Menschen vorstellen und skizzieren.

69 Was ist und wie hilft Verhaltenstherapie (VT)?

Verhaltenstherapie ist ein psychotherapeutisches Verfahren, dessen Kosten von den Krankenkassen erstattet werden. Im Vordergrund verhaltenstherapeutischer Ansätze stehen nicht die Quellen eines Verhaltens, Denkens oder Fühlens, sondern eine Veränderung des konkreten Verhaltens durch Umlernen. Je konkreter und eingegrenzter eine Traumafolge wie zum Beispiel eine Angst bestimmt werden kann, desto erfolgversprechender kann Verhaltenstherapie wirken.

Eine verhaltenstherapeutisch orientierte Traumatherapie teilt sich in drei Phasen:

1. Die erste Phase ist die Stabilisierungsphase. Hier sollen die betroffenen Menschen lernen, mit Hilfe unterschiedlicher Techniken und Entspannungsübungen mit überflutenden Folgen des Traumaerlebnisses umzugehen und sich zu stabilisieren. Gleichzeitig sollen in dieser Phase konkrete Problematiken identifiziert und eingegrenzt werden.
2. Die zweite Phase ist die Phase der Traumakonfrontation. Hier werden, wenn die Patient*innen bereit und stabil genug sind, Begegnungen mit dem Trauma oder einzelnen Aspekten der traumatisierenden Erfahrung vorbereitet und durchgeführt. Erfolgte ein Trauma zum Beispiel durch einen Überfall in einem Parkhaus, wird in kleinen Schritten vorbereitet, dass das Parkhaus zum gleichen Zeitpunkt wie

der Überfall erfolgte, wieder besucht werden kann.

3. Die dritte Phase ist die Integrationsphase. Hier werden verhaltenstherapeutische Methoden angewandt, um neue Bewältigungsstrategien der Traumabewältigung zu erlernen. Diese reichen von Belohnungen für positives Verhalten über systematische Desensibilisierung bis zur Umformulierung von Kerngedanken und Entspannungstechniken, um die Ängste zu verringern.

70 Was ist und wie hilft Kreative Traumatherapie (KTT)?

Leitorientierung in der traumatherapeutischen Begleitung der Kreativen Traumatherapie (KTT) sind die »vier B«: Beziehung, Boden, Begegnung, Bewältigung.

Beziehung: Ein Trauma ist eine Beziehungserfahrung. Beziehungswunden brauchen Beziehungsheilung. In der therapeutischen Beziehung erscheinen alle durch das Trauma verursachten Beziehungsleiden, aber bieten sich auch die Chancen, neue Erfahrungen zu gestalten.

Boden: Traumatische Erfahrungen erschüttern existenziell. In den therapeutischen Begegnungen ist es notwendig und durch die therapeutische Beziehung möglich, einen Boden zu schaffen, der Sicherheit und Halt gibt.

Begegnung mit dem Traumaerleben: Die meisten Menschen, die Hilfe zur Bewältigung von traumatischen Erfahrungen suchen, begegnen dabei Aspekten des Erlebens des traumatischen Ereignisses. Dies kann manchmal vorbereitet und in der Therapie gezielt angegangen werden. In den meisten Situationen erfolgt es spontan durch Trigger in Alltag oder Therapie. Alleiniges therapeutisches Motiv der Begegnung mit dem Trauma ist es, aus dem Erleben des traumatischen Ereignisses anders wieder herauszukommen, als es in der ursprünglichen Traumasituation möglich war: nicht nur allein, sondern unterstützt, nicht nur hilflos, sondern auch wehrhaft, nicht nur verstummt, sondern auch laut.

Bewältigung: Die Auswirkungen traumatischer Erfahrungen verlieren in der Therapie ihre Kraft und ihren Nährboden, verschwinden aber nicht von selbst. Sie bedürfen der Bewältigung, indem neue Erfahrungen ermöglicht und in den Alltag integriert werden.

Diese »vier B« sind Grundelemente der Traumatherapie, keine aufeinanderfolgenden Phasen und dementsprechend auch ohne striktes Schema. Je nachdem, was im Erleben der Patient*in im Vordergrund steht und dadurch erforderlich ist, werden Elemente der einen oder anderen Phase in den Mittelpunkt gestellt. Um dieser Anforderung des therapeutischen Prozesses gerecht zu werden, beschäftigt sich die KTT besonders mit der Würdigung des Erlebens eines Menschen und der Frage, was die Qualität und das Wie einer therapeutischen Beziehung ausmacht, die sich am Erleben der Menschen orientiert.

Die KTT umfasst eine Fülle kreativer Zugänge

Sie sind ein besonders wichtiges Element, weil traumatisierte Menschen oft sprachlos sind und viele von ihnen Erfahrenes dissoziieren. Worte allein reichen deshalb vielfach nicht. Die kreativen Methoden erstrecken sich über einen weiten Bereich, von Anklageschriften bis zum Tanz der Würde, über das »Verraumen« und über Rahmenbilder bis zu Arbeiten mit Stoff und Ton. Je nach Thema, je nach Neigungen der Patient*innen.

Die Kreative Traumatherapie (KTT) ist als Teilbereich der Kreativen Leibtherapie nach Baer/Frick-Baer entwickelt und erprobt worden und versteht sich als den humanistischen, tiefenpsychologisch orientierten Therapien zugehörig. Sie findet Anwendung über den einzeltherapeutischen und klinischen Bereich hinaus in der Hilfe für traumatisierte Flüchtlinge, in der Begleitung und Unterstützung traumatisierter Kinder und Jugendlicher sowie alter Menschen, die unter den Folgen von Kriegs- und anderen Traumatisierungen leiden.

71 Was ist und wie hilft EMDR?

EMDR ist die Abkürzung für »Eye Movement Desensitization and Reprocessing«, steht also für Desensibilisierung und Verarbeitung durch Augenbewegungen. Die Methode wurde in den Achtziger Jahren von Helen Shapiro in den USA entwickelt und wird seit den Neunzigern auch in Deutschland und anderen europäischen Ländern angewandt. In der EMDR-Behandlung werden anfangs besonders belastende Folgen eines traumatischen Ereignisses identifiziert, insbesondere Bilder oder Bilderfetzen werden herausgearbeitet. Anschließend werden die Patient*innen aufgefordert, sich an eine bestimmte belastende Szene aus dem traumatischen Ereignis zu erinnern. Gleichzeitig sollen die Augen den Fingern des/der Therapeut*in folgen, die vor den Augen der Patient*in nach rechts und links und zurück bewegt werden. Durch diese Augenbewegungen, die den Augenbewegungen in Tiefschlafphasen (REM-Phasen) entsprechen, sollen die Erinnerungen von den belastenden Gefühlen entkoppelt werden. Statt der Augenbewegungen werden auch wiederholtes Klopfen auf Körperteile oder ähnliche Methoden angewandt.

Dazu, wie und wodurch genau dieses Verfahren funktioniert, gibt es unterschiedliche Hypothesen, es ist aber bisher, soweit wir wissen, nicht eindeutig geklärt. Dass EMDR bei einer großen Anzahl von Patient*innen das Leiden an den Folgen von Traumata vermindern kann, haben dagegen wissenschaftliche Studien belegt. Als Voraussetzung für die Wirksamkeit gilt, dass die Therapeut*innen einfühlsam sind und eine vertrauensvolle Beziehung in der Therapie hergestellt werden konnte. Im Rahmen einer solchen therapeutischen Begleitung wirkt EMDR.

72 Was ist und wie hilft Gesprächstherapie (GT)?

Die Gesprächspsychotherapie, oft auch Klientenzentrierte Psychotherapie genannt, wurde von dem amerikanischen Psychologen Carl R. Rogers in den sechziger und siebziger Jahren des vorigen Jahrhunderts entwickelt. In der Gesprächspsychotherapie wird vor allem Wert auf die Beziehung zwischen Therapeut*in und Patient*in bzw. Klient*in gelegt. Den Menschen mit positiver Wertschätzung und Achtung zu begegnen, ist Leitfaden der Arbeit der Therapeut*innen. Sie bemühen sich darum, ohne Vorurteile die leidenden Personen in ihren Lebenszusammenhängen zu verstehen und dem Menschen als konkrete Person, ohne sich als Expert*innen hervorzuheben, zu begegnen und selbst erfahrbar zu werden. Ziel ist, die eigenen Wachstumskräfte der Klient*innen zu fördern, sodass sie ihre Probleme besser bewältigen und ihr Leiden verringern können.

Gesprächstherapie wird als eigene Methode für traumatisierte Menschen angeboten und ist gleichzeitig Bestandteil verschiedener therapeutischer Ansätze und Begegnungen. In den Gesprächen erfahren die Klient*innen Wirksamkeit und können der erfahrenen Missachtung und Entwürdigung neue Erfahrungen der Würdigung und des Verständnisses entgegensetzen. Gleichzeitig entwickeln sie Verständnis für sich selbst und für eigene Wege der Veränderung.

73 Welche anderen traumatherapeutischen Ansätze gibt es?

Neben den bislang beschriebenen Verfahren gibt es eine Fülle weiterer traumatherapeutischer Ansätze bzw. Methoden. Einige seien hier noch kurz vorgestellt:

Somatic Experiencing nach Peter Levine: In der Somatic Experience (SE) stehen die körperlichen Prozesse der Traumafolgen im Vordergrund. SE versucht, den Alarmzustand und die Schockfolgen eines Traumas, die auch körperlich weiterbestehen können, zu reduzieren. Dies geschieht im Gespräch, in dem vor allem die Aufmerksamkeit der Patient*innen auf die Körperwahrnehmung gelenkt wird, und durch Körperübungen.

Psychodynamische imaginative Traumatherapie nach Luise Reddemann: In der Psychodynamischen imaginativen Traumatherapie (PITT) wird vorrangig mit Imagination gearbeitet, um die Traumafolgen besser kontrollieren und reduzieren zu können. Durch Vorstellungen eines sicheren Ortes oder eines »Tresors«, in den belastende Erinnerungen »weggepackt« werden, soll die Stabilität gefördert werden. Darüber hinaus wird viel mit verschiedenen Anteilen des »Ichs« gearbeitet, zum Beispiel mit dem »Erwachsenen-Ich« und dem »Inneren Kind«. In dieser Arbeit werden negative Prägungen und Traumatisierungen in der Kindheit deutlich, die durch verschiedene Techniken überwunden werden sollen. Dazu gehören Techniken, die auf Veränderungen des Verhaltens abzielen, aber auch kognitive Techniken und Techniken wie zum Beispiel Imaginationen, Rollenspiele und empathische Konfrontationen, die das Bindungsverhalten und die Gefühlswelt verändern sollen.

Systemische Verfahren: In systemischen Verfahren wird Wert darauf gelegt, die Auswirkungen traumatischer Erlebnisse des Einzelnen auf das soziale Umfeld (System) und die Verbindungen innerhalb der Systeme zu beleuchten, zu denen die traumatisierten Menschen gehören. Durch Hausaufgaben für diejenigen, die sich an der systemischen Therapie beteiligen, werden kleinere Veränderungen erprobt und weiterentwickelt. In der Behandlung traumatisierter Patient*innen werden Methoden der systemischen Therapie eingesetzt, insbesondere spezifische Fragetechniken und Skalierungen.

74 Wie finde ich eine*n Therapeut*in?

Wenn Sie eine Therapeutin oder einen Therapeuten suchen, können Sie sich auf drei Quellen stützen:

1. Ihre Krankenkasse. An sie können Sie sich wenden, damit sie Ihnen eine Liste der von ihrer Seite infrage kommenden Therapeut*innen zur Verfügung stellt.
2. Ihre Freund*innen und Bekannte. Fragen Sie sie, ob sie Empfehlungen für Sie haben oder sich an früher gegebene Empfehlungen erinnern.
3. Die Suche im Internet. Sie ist oft sehr vielversprechend. Dort finden sich eine Fülle von Informationen und Institutionen, die spezielle Traumatherapie anbieten und Listen von entsprechenden Therapeut*innen zur Verfügung stellen.

Hinweisen möchten wir Sie darauf, als Kriterium für die Auswahl auch darauf zu achten, welches Verfahren Sie aussuchen. Viele Therapeuten*innen arbeiten mit einem Grundverfahren, von denen hier in den vorherigen Antworten auf die Fragen nur einige vorgestellt werden konnten. Informationen über andere finden Sie im Internet. Die erfahrenen Traumatherapeut*innen beziehen, so die Rückmeldungen von Klient*innen und Patient*innen, auch Elemente anderer therapeutischer Verfahren mit ein und suchen danach, was für die/den jeweilige Klient*en oder Patient*in sinnvoll und angemessen ist.

Unbedingt notwendig ist es unserer Überzeugung nach, dass Sie in Vorgesprächen mit der/dem Therapeut*in so gut wie möglich herauszufinden versuchen, ob Sie dieser Person einen Vertrauensvorschuss geben können in der Erwartung, zu ihr/ihm ein vertrauensvolles Verhältnis aufbauen zu können. Diesem Anspruch kann nur ein persönlicher Kontakt genügen. Virtueller Erstkontakt reicht dazu unseres Erachtens nicht. Ohne die Entwicklung einer vertrauensvollen Beziehung kann keine Therapie langanhaltend erfolgreich sein. Deshalb nehmen Sie sich in dieser Hinsicht ernst. Das ist unser Rat. Falls eine Traumatherapie von der Krankenkasse bezahlt wird, werden die Kosten für solche vorbereitenden Stunden übernommen.

75 Was ist und was bewirkt Debriefing?

Gruppen-Debriefing wird von manchen Psycholog*innen als Soforthilfe nach traumatischen Ereignissen empfohlen. Bei bestimmten Ereignissen wie Terroranschlägen oder Unglücken ist eine große Gruppe von Menschen traumatisiert und braucht Betreuung. Jeffrey Mitchel entwickelte dafür in den 1980er Jahren das »Critical Incident Stress Debriefing« (CISD). Im Debriefing werden zum Beispiel nach einem Zugunglück die Betroffenen in einer Gruppe aufgefordert zu erzählen, was bei und nach dem Unglück geschehen ist und wie es ihnen dabei ergangen ist.

Es gibt zwar nur wenige Studien über die Wirkung des Debriefings, doch diese zeigen, dass die Wirkung individuell sehr unterschiedlich und für viele Teilnehmende eher leidverstärkend als hilfreich ist. Der Grund liegt darin, dass die betroffenen Menschen verschieden auf die Traumata reagieren und entsprechend unterschiedliche Bedürfnisse haben. So verführerisch Angebote sind, die quasi rezeptartig viele traumatisierte Menschen auf einmal erfassen, so negativ können sie wirken. Der Leitgedanke, der sonst für Selbsthilfegruppen zum Beispiel gilt, dass es wichtig ist, in einer Gruppe ähnlich oder gleich Betroffener hilfreiches Verständnis, Solidarität und Trost zu erfahren, kann nach traumatischen Erfahrungen für manchen Menschen im unmittelbaren Danach genau das Gegenteil bedeuten. Als eine*r unter vielen, so haben sich einige uns gegenüber geäußert, fühlen sie sich verloren (gegangen) und in ihrem individuellen Leid zu wenig gesehen. Für manche ist es hilfreich, für andere ist es einfach zu viel, zusätzlich zu den eigenen traumatischen Erfahrungen noch die von mehreren anderen zu hören und mitzufühlen.

Es braucht also eine individuelle Unterstützung. Diese muss auf die Bedürfnisse der jeweiligen Person zugeschnitten sein und kann durchaus ein individuelles Debriefing beinhalten. Aber auch dies braucht, wenn es hilfreich sein soll, zunächst wie immer einen gemeinsamen Boden des Vertrauens. Manchen tut es gut, zeitnah nach ihrem traumatischen Ereignis zu erzählen, was passiert ist, ihr Erleben mit einer anderen Person zu teilen. Andere brauchen Ruhe und Abstand oder Stärkung. Wer nach einer akut traumatisierenden Situation helfen möchte, kann dies nur individuell tun und muss mit der betroffenen Person auf die Suche gehen, was konkret hilft.

76 Was ist und wie hilft Traumapädagogik?

Traumapädagog*innen haben eine wichtige Funktion innerhalb des Lebensalltags für traumatisierte Menschen, besonders für Kinder und Jugendliche.

Die Bezeichnung »Traumapädagogik« für ihr Fachgebiet hat sich eingebürgert, wird allerdings ihrem Grundverständnis und ihrer Arbeit nicht gerecht. Denn weder werden Traumata lediglich pädagogisch (also als Wissenschaft der Erziehung und Bildung) vermittelt, noch geht es in der Traumapädagogik nur um pädagogische Arbeit mit traumatisierten Menschen (dann müsste es genauer »Traumatisierten-Pädagogik« heißen). Warum wir auf diese Begrifflichkeit eingehen, die man nur für eine Wortklauberei halten könnte? Die Antwort: Weil sie das ganz und gar nicht ist. Als Pädagog*innen und Therapeut*innen, die wir beiden Autor*innen sind, legen wir Wert darauf, dass das, was eben gemeinhin mit Traumapädagogik bezeichnet wird, den Fachbegriff und Titel: »Traumasensible pädagogische und sozialpädagogische Arbeit mit traumatisierten Menschen« verdient hat. Manchmal geht es eben nicht kürzer. Wichtig ist uns, dass unsere Anmerkungen der selbstbewussten Einordnung sozialarbeiterischer und pädagogischer Arbeit mit traumatisierten Menschen *neben* der Traumatherapie dienen und sich nicht nur als »kleinere Schwester« versteht.

Traumapädagog*innen in diesem Sinne verfolgen die Absicht, traumatisierte Kinder und Erwachsene zu begleiten und zu unterstützen. Sie arbeiten häufig in pädagogischen und sozialpädagogischen Einrichtungen wie Schulen, Kindergärten, Beratungsstellen, Wohngruppen usw. und begegnen dort Kindern und Jugendlichen, bei denen der Verdacht, manchmal auch die Gewissheit traumatischer Erfahrungen besteht.

Den Angeboten der Traumapädagogik liegt keine therapeutische Vereinbarung zugrunde, sondern das Angebot traumasensibler Stärkung. Traumapädagog*innen können Therapien begleiten und/oder auf sie folgen und den Übergang in Alltagssituationen fördern. Sie sind auch offen für Menschen, die Belastungen spüren und (noch) keine therapeutische Hilfe in Anspruch nehmen wollen. Sie sind oft »Brückenbauer« und manchmal auch (Über-)Lebenshelfer*innen für Menschen, vor allem Kinder und Jugendliche, die ihren Lebensalltag nicht alleine meistern können.

Methoden der Traumapädagogik

Methodisch wird in der Traumapädagogik vor allem mit dem »sicheren Ort« und der Annahme des »guten Grundes« gearbeitet. Einrichtungen der Jugendhilfe und andere Räume, in denen sich traumatisierte Kinder und Jugendliche aufhalten, sollen sichere Orte sein. Traumapädagog*innen helfen auch dabei, dass sich traumatisierte Menschen ihren sicheren Ort in Imaginationen erschaffen und so bei Ängsten und Verunsicherungen helfen. Die Annahme des »guten Grundes« beschreibt die Haltung gegenüber irritierendem Verhalten traumatisierter Kinder und Jugendlicher, dass diese einen »guten Grund« für ihr Verhalten haben oder hatten und dass dieser herausgefunden werden sollte. (Diese Annahme ist eigentlich Grundbaustein jeder humanistischen Pädagogik, nicht nur der Traumapädagogik, aber leider nicht selbstverständlich.) Wenn ein traumatisiertes Kind zum Beispiel aggressiv handelt, kann der »gute Grund« darin bestehen, dass irgendein Trigger den Reflex ausgelöst hat, auf diese und seine ganz spezielle Art und Weise gegen eine existenzielle Bedrohung zu kämpfen.

Weiterhin wird in der Traumapädagogik mit wertschätzenden Begegnungen, spielerischen Aktivitäten und Psychoedukation, also Erklärungen zum Verständnis von Traumata und deren Folgen, gearbeitet.

Was hilft?

Hier finden Sie praxiserprobte Vorschläge, was traumatisierten Menschen helfen könnte, und wie nahestehende Personen unterstützen und Partei ergreifen können.

77 Wie hilft Parteilichkeit?

Viele Opfer von traumatisierten Gewalttaten sind oft so verstört, dass sie den Boden ihres Denkens, Fühlens und Handelns verlieren. Sie zweifeln daran, sich »richtig« zu erinnern, und sie werden oft überwältigt von Schuldgefühlen. Diese Schuldgefühle ohne Schuld können lange anhalten und das Denken und Fühlen der betroffenen Menschen stark bestimmen.

Deshalb brauchen traumatisierte Menschen, insbesondere Opfer von Gewalt, Parteilichkeit. Parteilichkeit bedeutet, dass andere Menschen für sie Partei ergreifen, sich an ihre Seite stellen und ihnen spiegeln: »Du bist das Opfer, die anderen sind die Täter*innen! Du bist nicht schuld!« Das gibt den traumatisierten Menschen Sicherheit und Orientierung. Es wirkt wie ein Kompass bei der Bewältigung des Geschehenen.

Zur Parteilichkeit gehört auch, dass andere Menschen den Betroffenen deren Zweifel und Schuldgefühle erklären und sie dazu ermutigen, Verständnis für sich zu haben und nicht mit sich selbst »ins Gericht zu gehen«. Den Unterschied zwischen Schuldgefühlen mit und ohne Schuld zu benennen, hilft. Genauso hilfreich ist es zu beschreiben, wie eine solche Ausnahmesituation existenzieller Bedrohung, wie es ein traumatisches Ereignis ist, zu einem »Durcheinander im Kopf«, zu Zweifeln, zu Unsicherheiten und vielfältigen »seltsamen« Gefühlen führen kann und oft auch führen muss. Bei diesem Erklären geht es nicht darum, generelle Kenntnisse über traumatische Prozesse zu vermitteln, es zielt vor allem darauf ab, dass die betroffenen Menschen Verständnis für sich selbst bekommen bzw. es vertiefen.

» *Parteiliche Rückmeldungen sind keine einmalige Angelegenheit, sie müssen wiederholt werden, mehrmals und immer wieder. Oftmals auch noch Monate oder Jahre nach dem traumatisierenden Ereignis.* «

Es braucht auch gesellschaftliche Parteilichkeit

Zur Parteilichkeit gehört auch, dass eine gesellschaftliche Parteilichkeit vorhanden ist. In den Medien, in der Politik und in anderen gesellschaftlichen Aussagen und Veröffentlichungen sollte klar zwischen Täter*innen und Opfern unterschieden werden und die Gesellschaft und der Gesetzgeber sollte sich für eine Unterstützung der Opfer aussprechen und entsprechend handeln, indem Täter*innen verurteilt und Opfer als solche anerkannt und in jeder Hinsicht, auch finanziell, unterstützt werden. Das sollte sich zum Beispiel auch in der Handhabung des Opferentschädigungsgesetzes stärker niederschlagen als es das unserer Erfahrung nach tut, vor allem, wenn es sich um Opfer sexueller Gewalt handelt, die als Kinder oder Jugendliche traumatisiert wurden. Sie können geforderte »Beweise« nicht beibringen. Wir maßen uns nicht an, juristische bzw. justiziable Aussagen zu treffen, möchten aber anmerken, dass sich auch darin menschenwürdige und gesellschaftliche Parteilichkeit zeigt, wenn traumatisiernde Gewalt und Erniedrigungen als Verbrechen bezeichnet und geahndet werden und Konsequenzen gezogen werden, die nicht bei manchen Opfern erneut zu Kränkungen und Verletzungen führen. Das hilft der Gesellschaft und das hilft jedem einzelnen Opfer.

78 Was ist ein »Notfallkoffer«?

Ein medizinischer Notfallkoffer enthält Pflaster und Medikamente, Verbandsmaterial und Ähnliches mehr, um Wunden schnell zu versorgen. Hier geht es um einen Notfallkoffer für die Seele, den traumatisierte Menschen vorsorglich packen können, um ihn bei seelischen Krisen und andere Belastungen ergreifen zu können.

In einen solchen seelischen Notfallkoffer haben einige unserer Klient*innen zum Beispiel Folgendes gepackt:

- Eine Atemübung mit »Hand aufs Herz«, die geholfen hat, sich zu beruhigen und sich selbst Halt zu geben.
- Ein Bewegungsritual, das dabei hilft, sich seiner/ihrer selbst wieder gewahr zu werden und sich zu stärken.
- Ein bestimmter Duft, den man mag und der belebt.
- Eine Musik, die einen einhüllt, oder ein Podcast, das stärkt oder ablenkt.

- Ein inneres Bild, das man sich vorstellt, eine positive Szene, an die man sich erinnert, wenn Szenen des Schreckens auftauchen.
- Einen Namen und eine Telefonnummer, um mit demjenigen zu reden, bei dem man Unterstützung suchen und erwarten kann. Und die Kontaktdaten einer zweiten Person, falls die erste nicht zu erreichen ist.
- Kalt duschen.
- Ein Fußbad mit angenehmer Temperatur nehmen.
- Sich selbst die Füße massieren.
- Das Gesicht mit festem Druck in die Hände nehmen.
- Ein neues Kochrezept ausprobieren, auf das man sich konzentrieren kann oder muss.
- Eine Lieblingsserie zum wiederholten Mal anschauen, um sich abzulenken und zu erfreuen.
- Sich schminken. Sich schmücken. Sich einen Hut aufsetzen.
- Sich vorstellen, ein Tier zu sein, das Anmut und Stärke verkörpert.
- Aufstampfen und sich des Bodens versichern.
- Ein Beet umgraben, um die Erregung abzubauen, oder ein Buch zerreißen.
- Ein kleines, liebevolles Geschenk eines wohlmeinenden Menschen.

Dies alles sind Anregungen. Das Recht und die Kompetenz zu entscheiden, was letztendlich in den Koffer hineinkommt oder auch wieder hinausgelegt wird, wenn es sich als nicht (mehr) hilfreich erweist, liegt bei jedem einzelnen Menschen. Ob der Notfallkoffer ein wirklicher realer Koffer ist oder eine kleine Tasche oder was auch immer – wir raten dazu, möglichst konkret zu werden. Worte auf Papier, Steine, Objekte und Symbole, die ausdrücklich individuelle Rettungsanker in der Not sind – einen Notfallkoffer auf diese Art zu gestalten, kann dabei unterstützen und helfen, sich der eigenen Bewältigungsstrategien und der eigenen Wirksamkeit zu versichern und die Not zu mildern.

79 Wie wirken kreative Zugänge?

Kreative Aktivtäten haben für viele Menschen mit Traumaerfahrungen vielfältige unterstützende Wirkungen bei der Würdigung ihres Erlebens, ihrer Gefühle, ihres Körpererlebens und ihrer Gedanken.

Bewegungsrituale, ein Lied zu singen oder auf einem Instrument zu improvisieren, sich selbst ein musikalisches Ständchen zu bringen, einen Speckstein zu formen oder ein Bild zu malen, wirkt stärkend und festigt damit den Boden, auf dem sich verunsicherte Menschen weiterentwickeln können.

Einige Anregungen dazu:

- Malen Sie Ihren Boden!
- Was ist der Reichtum Ihrer Kompetenzen und Fähigkeiten?

- Hören Sie Ihre Lieblingsmusik und nehmen Sie wahr, was Sie dabei empfinden.
- Legen Sie die Hände auf Ihr Herz und folgen Sie Ihren Bewegungsimpulsen.

Kreative Aktivtäten können beleben. Sie wirken damit der Resignation oder der Betäubung entgegen, die traumatisierte Menschen immer mal wieder zu ergreifen droht. Zu tanzen kann Lebensgeister wecken. Mit einem Instrument zu improvisieren kann zu kurz gekommene Wünsche oder Gefühle hörbar werden lassen. Das Schreiben eines Gedichtes oder einer Geschichte drückt aus, was der Mensch empfindet und ihn bewegt.

Kreative Aktivitäten können die Begegnungen mit anderen Menschen fördern.

Unsere Anregungen auch dazu:

- Malen Sie mit einem anderen Menschen gemeinsam ein Bild auf einem großen Blatt Papier, ohne dabei zu reden. Fangen Sie irgendwo an, lassen Sie entstehen, was entstehen möchte.
- Legen Sie Musik auf und tanzen Sie mit einem Freund oder einer Freundin oder einem Verwandten. Vielleicht eher förmlich einen Standardtanz, vielleicht eine wilde Improvisation …
- Setzen Sie sich an ein Klavier oder Xylophon oder an irgendetwas anderes, was Töne hervorbringt, und versuchen Sie, einen Ton entstehen zu lassen, der Ihrer jetzigen Stimmung entspricht. Dazu müssen Sie weder musikalisch sein noch ein Instrument beherrschen. Im Gegenteil, überraschen Sie sich selbst. Bitten Sie dann eine andere Person, ihren eigenen Ton, ihre Töne hinzuzufügen, sich auf die gleiche Art und Weise auf eine Improvisation einzulassen. Lassen Sie daraus ein Wechselspiel, einen musikalischen Dialog entstehen …

80 Wie kann man neue Beziehungserfahrungen machen?

Traumata sind Beziehungsverletzungen und Beziehungsverletzungen brauchen Beziehungswürdigung. Entwürdigende Beziehungserfahrungen brauchen neue Beziehungserfahrungen. Doch wie geht das? Um in Beziehungen Neues zu erfahren, braucht es Initiative oder zumindest Offenheit und ein bisschen Wagemut, um das Risiko, dass es »holpert« oder die ersten Versuche scheitern, in Kauf zu nehmen. Eine Motivation, dies mit all der individuell notwendigen Behutsamkeit sich selbst gegenüber anzugehen, könnte darin liegen, nicht mehr länger warten zu wollen auf neue Beziehungserfahrungen, die stärkend und heilend wirken. Selbstvertrauen und Vertrauen in andere Menschen müssen wachsen dürfen, brauchen meist Zeit und ein Sich-Einlassen ebenso wie die Bereitschaft, auch wieder loszulassen, wenn es sich erweist, dass die neuen Beziehungserfahrungen neuen Schmerz hervorrufen.

Neue Beziehungserfahrungen auszuprobieren bedeutet, vielleicht mit einer Freund*in oder einem Nachbarn über etwas zu reden, was man sich bisher noch nie getraut hat, auszusprechen und anzusprechen. Vielleicht ist es möglich, mit einem Menschen, mit dem man sich bisher ausschließlich im Gespräch ausgetauscht hat, etwas gemeinsam zu unternehmen, einen gemeinsamen Ausflug, ein Museum zu besuchen, tanzen zu gehen oder anderes, was man mag. Vielleicht ist es möglich, wenn die Scheu zu groß ist, mit anderen zu reden, einen Brief zu schreiben, in dem ein wenig das Herz ausgeschüttet wird? Vielleicht kann man mit bekannten Menschen im Augenkontakt ein wenig länger verweilen, als es bisher üblich war? Neue, heilsame Beziehungserfahrungen sind nur möglich, wenn sich die Beziehungen zwischen den Menschen entwickeln, wenn in ihnen eine neue Qualität der Begegnung ausprobiert und gelebt werden kann.

Manchmal ist es auch notwendig, neue Menschen kennenzulernen. Einfach, um Neues ausprobieren zu können. Vielleicht auch deshalb, weil sich im Zuge der Traumabewältigung herausstellt, dass manche »gewohnte« Menschen dem Wachstum und Aufrichten nicht guttun. Dann wird es notwendig sein, sich für andere, neue Menschen zu interessieren und die Begegnung mit ihnen zu suchen, die in einer ersten Anmutung vermitteln, dass mit ihnen vielleicht eine vertrauensvolle Beziehung erwachsen könnte. Sich wieder aus der Begegnung zurückzuziehen oder sich zu verabschieden – diese Wahlmöglichkeit hat jede*r Beteiligte. Eine Beziehung beginnt immer mit einem ersten Schritt aufeinander zu, mit einer ersten Einladung zu einer Tasse Espresso, aus einem ersten Kontakt und einer ersten Begegnung. »Klein« anzufangen, hilft und verringert das Risiko von Enttäuschungen. Dann kann aus den ersten Kontakten mehr entstehen und etwas Neues gewagt werden. Viele Opfer traumatisierender Gewalt sind darin sehr scheu, weil sie verletzt worden sind. Doch würde diese Scheu letztendlich gewinnen, würde die Erfüllung der Beziehungssehnsucht auf Dauer eine Fata Morgana bleiben. Der Weg zu konkreten Beziehungen, die würdigend und heilend sind, führt durch die Scheu hindurch über kleine Schritte und ein wenig Wagemut.

81 Was bedeutet Achtsamkeit? Wann ist sie ein Segen?

Achtsamkeitsübungen sind für alle Menschen eine großartige Hilfe. Durch Atemachtsamkeit und dem Nachspüren von körperlichen Regungen, Gefühlen und anderen Aspekten des Erlebens werden die Wahrnehmung der eigenen Lebendigkeit gestärkt und das Selbstbewusstsein gefördert. Deshalb ist Achtsamkeit auch für Menschen mit traumatischen Erfahrungen ein Segen. Denn zu den Traumafolgen gehört häufig, dass die Wahrnehmung des eigenen Körpers sowie mancher Gefühle und Beziehungsimpulse eingeschränkt sein können.

Die Erfahrungen mit Achtsamkeitseinheiten zeigen, dass Menschen mit traumatisierenden Erfahrungen des besonderen Schutzes im Rahmen der Achtsamkeitsarbeit bedürfen. Wenn Menschen mit traumatischen Erfahrungen zum Beispiel sexueller Gewalt ihrem Körper Achtsamkeit schenken, dann kann dies Erfahrungen des Traumaereignisses wiederbeleben. Die Körperachtsamkeit wird so zum Trigger, zum Auslöser für den traumatischen Schrecken. Dass die Wiederbelebung des traumatischen Schreckens passieren kann, müssen diejenigen, die Achtsamkeitsübungen anleiten, erstens wissen und auch den traumatisierten Menschen vermitteln. Zweitens müssen sie in der Lage sein, mit dieser Situation umzugehen, um Sicherheit zu vermitteln und zum Beispiel nicht selbst im Erschrecken über das, was die Achtsamkeitsübung bei dem Menschen ausgelöst hat, stecken bleiben oder versinken. Das ist wohlgemerkt ein hoher Anspruch an die fachliche und berufliche Kompetenz. Dass die Menschen mit ihrem Traumaerleben allein bleiben, darf nicht passieren. Nur so, mit ihrem kompetenten und mitfühlenden Dasein, können sie den Betroffenen helfen (und auch den Gruppenteilnehmer*innen, die Zeug*innen eines solchen Traumaerlebens werden und auch in Not geraten können). Wenn traumatisierte Menschen sich durch Achtsamkeit auf ihren Atem und ihr Körpererleben ihre Lebendigkeit wieder aneignen können, dann ist Achtsamkeit ein Segen.

82 Wird es wieder so wie vorher?

Diese Frage stellen sich viele Menschen, die traumatisiert worden sind. Das trifft unabhängig davon zu, ob sie durch Naturkatastrophen, Verkehrsunfälle oder Gewalt ein Trauma erlitten haben. Viele sehnen sich danach, das, was passiert ist, ungeschehen machen zu können, es aus der biografischen Geschichte auszuradieren, damit wieder alles so wird, wie es einmal war. Ein solches Bestreben ist verständlich, doch es ist leider nicht realistisch. Jede Krise hinterlässt Spuren und ein traumatisches Ereignis ruft eine Krise hervor. Nachwirkungen existenzieller Gefährdungen werden von den betroffenen Menschen außerdem oft zwar betäubt und in den Hintergrund geschoben, können aber auf Dauer nicht ignoriert werden und machen sich immer wieder bemerkbar. Dieser Mechanismus ist für das Überleben der Menschen sinnvoll, denn er hält sie im besten Fall dazu an, existenziell bedrohliche Situationen zu meiden. Trotz dieser Sinnhaftigkeit bedeutet er für viele eine große Last und Verunsicherung. Sie fühlen sich dann den eigenen Mechanismen ausgeliefert. Diese haben sich als Bewältigungsstrategien in der Vergangenheit bewährt, verhindern nun aber die Lebendigkeit oder schränken sie ein. Sich in dieser Verfasstheit Hilfe zu holen, kann ein würdiger Weg sein in Richtung Selbstachtung und Selbstwertschätzung.

» *Das Trauma kann – der Überzeugung dürfen wir sein, weil wir das in unserer therapeutischen Praxis vielfach erfahren haben – »neu« bewältigt und die Folgen können so minimiert werden, dass ein gutes Leben glücken kann, was immer jedes Individuum darunter versteht.* «

Individuell unterschiedlich ist der Zeitraum, der gebraucht wird, um für sich selbst festzustellen, dass das Traumaerleben entscheidend an Macht verloren hat. Dafür gibt es kein allgemeingültiges Maß. Manche Menschen können die Traumafolgen leichter bewältigen, andere haben große Schwierigkeiten, sich in ihrem Leben zurechtzufinden. So oder so: Die Erfahrung des Traumaerlebens bleibt im Leibgedächtnis gespeichert. Das kann dazu führen, dass immer wieder einmal ein oder mehrere Aspekte des Traumaerlebens angetriggert werden, also wieder lebendig werden, auch nach der Phase der Bewältigung oder Minimierung der Traumafolgen. Das wiederum kann gelegentlich Phasen der Enttäuschung und Niedergeschlagenheit mit sich bringen. Dabei kann das Wissen zuversichtlich stimmen, dass auch gute Erfahrungen im Leibgedächtnis gespeichert bleiben, auch wenn sie oft mehrere Wiederholungsschleifen brauchen, um sich im Gehirn zu festigen. Die meisten Betroffenen, die wir kennenlernen durften, können die Folgen dieser Wiederbelebung kleinhalten und die Erinnerung an den Schrecken schnell wieder verblassen lassen, weil sie wissen, was sie brauchen und wo sie Hilfe suchen können. Noch etwas Wertvolles bleibt im Leibgedächtnis gespeichert: die Erfahrung, die existenzielle Bedrohung des Lebens und der eigenen Lebendigkeit bewältigt zu haben. Diese Erfahrung produziert Kraft, die für das weitere Leben förderlich ist. Ein traumatisches Erleben ist ein Unglück, und es soll sich nicht wiederholen. Da gibt es nichts zu beschönigen. Doch die Erfahrung schafft Wissen darüber, aus eigener Kraft solche Bedrohlichkeiten und deren Folgen überwunden zu haben, und kann auf dem weiteren Lebensweg eine sehr wertvolle Unterstützung dabei sein, Lebenskrisen zu bewältigen. Es wird nicht mehr wie vorher, aber ein gutes, erfüllendes Leben ist möglich und wahrscheinlich.

83 Was hilft gegen Dissoziationen?

Wenn Menschen mit dem Erleben oder Wiedererleben eines traumatischen Ereignisses überfordert sind, schützen sie sich manchmal, indem sie dissoziieren, d. h., dass bestimmte Aspekte oder Teile des eigenen Bewusstseins, der Wahrnehmung, der Erinnerung abgespalten und betäubt werden. Manchmal spüren die Betroffenen nicht, dass sie dissoziieren.

Oft ist ihnen dann, wie sich im Nachhinein herausstellt, »die Zeit verloren« gegangen. Wenn sie wieder auftauchen, wissen sie zum Beispiel nicht mehr, wie sie zu dem Ort gekommen sind, an dem sie jetzt sind. Manchmal nehmen die Betroffenen wahr, dass sie dissoziieren, und beschreiben ihr Erleben zum Beispiel so: »Ich löse mich auf. Ich bin nicht mehr da«, »Ich schwebe im Universum«, oder »Ich sehe ganz viele Dreiecke, die irgendwo im riesigen, luftleeren Raum herumschwirren.« Oder »Ich bin in einer Glaskugel gefangen.«

Wie diese Menschen aus der Dissoziation herausfinden, verläuft auf unterschiedlichen Wegen. Manche traumatisierte Menschen spüren, dass eine Dissoziation bevorsteht, und wissen, welche Hilfe sie brauchen oder welche Aktivitäten sie unternehmen können, damit die Dissoziation nicht eintritt oder sich nicht vertieft und ausweitet. Auch Angehörige merken oft die Vorboten einer Dissoziation und versuchen, diese Person davor zu beschützen. Denn das verborgene Leid und die Auswirkungen der Dissoziation auf das Verhalten der traumatisierten Menschen sind für fürsorgliche und zugewandte Angehörige wie für professionell Helfende oft nur schwer zu ertragen. Die folgenden Hinweise sind Möglichkeiten für alle drei Situationen, für Selbsthilfe, Vorbeugung bei Voranzeichen einer Dissoziation und Begleitung:

- Wenn traumatisierte Menschen es zulassen und wünschen, hilft es, sie zu umarmen oder ihre Hand zu halten und mit ihnen in Bewegung zu gehen, um sie aktiv bei dem Weg aus der Erstarrung zu begleiten.
- Man kann sie bitten, etwas anzupacken, etwas in die Hand zu nehmen, oder ihnen einen Gegenstand anbieten, von dem man weiß oder vermutet, dass er vertraut ist, einen Stein zum Beispiel, der gut in der Hand liegt und durch seine Festigkeit Halt gibt.
- Gelegentlich helfen Orientierungsfragen, die Brücken zwischen dem Ich und dem dissoziierenden Du bauen und sich aus der Situation ergeben, zum Beispiel: »Wir haben jetzt viertel nach 12. Weißt du, dass es so spät/so früh ist?«, »Weißt du, an welchem Ort wir sind?«, »Spürst du, dass ich da bin? Drück mal meine Hand: Ich bin da.« Damit soll kein Wissen abgefragt werden, sondern die Verbindung zur konkreten Welt im Hier und Jetzt gestärkt werden.
- Erfahrungsgemäß kann es sehr hilfreich sein, die dissoziierende Person immer wieder mit ihrem Namen, dem Namen, mit dem sie angesprochen werden will, anzusprechen, sie beim Namen zu rufen. Geduld ist angesagt, viel Zeit lassen ist angesagt, kontinuierliches Dran- und Dabeibleiben ist angesagt. Hektik, der verständliche Wunsch, den betroffenen Menschen (und sich selbst als Helfende*r oder Begleitende*r) schnell aus dem dissoziativen Schrecken erlösen zu wollen, so ist unsere Erfahrung, verstärkt den Druck

und verzögert den Prozess des Herauskommens.

- Die Begegnung mit anderen Menschen, die Berührung, kann hilfreich sein. Wenn dies körperlich nicht möglich ist, dann kann der gegenseitige Blick in die Augen bzw. die Aufforderung »Schauen Sie mir in die Augen« nützlich sein. Da es sein kann, dass in der Vergangenheit gerade Blicke anderer Menschen verletzt und entwürdigt haben, kann es sein, dass dieser Verbindungsaufbau nicht »klappt« und nicht nützlich für den Weg aus der Dissoziation ist. Dann ist es hilfreich, den Sinneskanal zu wechseln, sich hörbar zu machen: »Hör mir zu. Ich bin da. Hörst du mich?«
- Manche traumatisierte Menschen wissen, dass sie eine Dissoziation vermeiden können, indem sie eine Minute tanzen. Anderen helfen Bewegungsrituale, die ihnen vertraut sind.
- Wer selbst droht »abzudriften«, einen Sog spürt, in früheres traumatisches Erleben wieder hineinzugeraten, kann versuchen sich über die Sinne zu erden: Welche weißen Gegenstände sehe ich? Wie viele runde oder eckige Gegenstände kann ich zählen? Was höre ich? Was kann ich riechen? …
- Einigen Menschen helfen sinnliche Erfahrungen, wie das Schnuppern an einem Parfüm oder das Reiben eines Eiswürfels über die Haut.
- Manchmal hilft es, etwas zu essen und sich dabei auf den Geschmack des Essens zu konzentrieren.
- Es ist nützlich, die Füße fest auf den Boden zu stellen oder über den Boden zu gehen und dabei vor allen Dingen den Kontakt zwischen der Fußsohle und dem Boden wahrzunehmen.

Wenn Dissoziationen häufiger auftreten oder längere Zeit anhalten, verunsichert das die betroffenen Menschen und schränkt ihre Lebensmöglichkeiten ein. Dann ist es sinnvoll, eine Therapie zu beginnen, bei der, wenn ein gemeinsamer Boden des Vertrauens hergestellt ist, die traumatische Erfahrung bearbeitet werden kann. Manche Opfer traumatisierender Gewalt beschreiben eine feste und langanhaltende Dissoziation, so unterschiedlich sie sich im Erleben zeigt und in beschreibenden Worten ausdrückt, wie eine Wand, die nicht zu durchdringen ist, oder wie eine Glaskugel, in der sie gefangen sind, oder eine Leere, die unendlich ist. Die therapeutischen Erfahrungen zeigen, dass jede solcher Wände immer einen oder mehrere kleine Spalten hat und dass Glaskugeln Risse bekommen und sich die Leere der unendlichen Einsamkeit füllen kann, wenn auf der anderen Seite, im Gegenüber, ein Mensch steht, der sich bemüht, einen Zugang und eine Verbindung zu dem dissoziierenden Menschen zu finden. Das bietet einen Ansatzpunkt für Veränderung.

84 Wie kann die Resilienz gestärkt werden?

Unter Resilienz wird die Widerstandsfähigkeit eines Menschen verstanden. Die Resilienzforschung begann, als festgestellt wurde, dass Jugendliche, die belastende Erfahrungen in ihrer Kindheit gemacht hatten, unterschiedlich auf diese reagierten. Alle hatten unter Gewalt, Verlassenwerden und anderen Entwürdigungen gelitten, aber manche wurden relativ schnell mit den Belastungen fertig und konnten ein gutes Leben führen. Andere litten sehr lange und hatten große Probleme, die negativen Erfahrungen zu bewältigen. Manche glitten in Alkohol- oder Drogenkonsum ab oder wurden psychisch krank. Man versuchte, mit aufwendigen Studien und Befragungen die Faktoren herauszufinden, die die Kinder bzw. Jugendlichen befähigten, widerstandfähiger gegen Belastungen zu werden. Man nannte diese Faktoren Resilienzfaktoren. Doch das Unterfangen erwies sich als schwierig, da die individuellen Lebensumstände und Umgangsweisen nach den erfahrenen Belastungen sehr unterschiedlich waren.

Was sind die vier Resilienzfaktoren?

Aus den Untersuchungen und Erfahrungen der Menschen mit traumatischen Belastungen lassen sich aber vier Hauptelemente herausschälen, die die Resilienz unterstützen und die Menschen befähigen, den Umgang mit den traumatisierenden Erfahrungen leichter zu bewältigen.

Werte: Erstens sind die Werte eines Menschen von hoher Bedeutung. Dazu gehören Glaube wie Wertvorstellungen, Leitsätze und Orientierungen, die einen Menschen prägen. Sie bilden einen Boden, der bei vielen Menschen nicht durch traumatisierende Ereignisse zerstört werden kann, einen Boden, auf dem sie sicher stehen und sich wieder aufrichten können.

Soziale Beziehungen: Zweitens sind die sozialen Beziehungen von großer Bedeutung. Wer ein geborgenes Umfeld hat und wer nach einem traumatisierenden Ereignis nicht allein bleibt, sondern Unterstützung und Solidarität erfährt, kann es leichter bewältigen als andere Menschen, denen diese soziale Hilfestellung fehlt.

Wirksamkeitserfahrungen: Eine dritte Resilienzquelle sind Wirksamkeitserfahrungen. Wer traumatisiert ist, hat Erfahrungen der Wirkungslosigkeit, der Ohnmacht und des Ausgeliefertseins machen müssen. Erfahrungen der Wirksamkeit können diese negativen Erfahrungen abmildern und schrittweise ersetzen.

Kraftquellen: Und viertens ist es sinnvoll, die vorhandenen Kraftquellen zu nutzen. Was sind Kraftquellen? Auch das ist bei jedem Menschen unterschiedlich. Eine Kraftquelle kann darin bestehen, in der

Natur zu wandern oder den Garten zum Blühen zu bringen. Andere Kraftquellen sind das Musizieren oder das Hören bestimmter Musikstücke, das Anschauen von Bildern oder das eigene kreative Gestalten. Manche schöpfen ihre Kraft aus dem Sport oder aus dem Tanz, aus dem Gebet oder dem aktiven Einsatz für entwürdigte Menschen.

Von den vier genannten Resilienzfaktoren gelten für die meisten Menschen zumindest zwei oder drei. Was bedeutsame Resilienzfaktoren für jeden einzelnen Menschen sind, kann dieser nur selbst herausfinden. Dabei hilft der Austausch mit nahestehenden Menschen. Denn alle individuellen Resilienzfaktoren wollen festgestellt, wertgeschätzt und kontinuierlich genutzt werden.

85 Wie kann ich mein soziales Netz stärken?

Jeder Mensch verfügt über ein soziales Netz, über andere Menschen, die mehr oder weniger nahe sind, mit denen es mehr oder weniger häufige oder intensive Begegnungen und Kontakte gibt. Die traumatische Erfahrung kann dieses soziale Netz brüchig werden lassen. Die betroffenen Menschen zweifeln danach oft daran, dass und wie andere Menschen ihnen weiterhin wohlgesinnt sind, und sind verstört, was ihr Vertrauen in andere Menschen und ihre Selbstsicherheit anbetrifft. Sie werden misstrauisch. Manche ziehen sich zurück und sind in jedem Fall verunsichert.

Das soziale Netz bildlich darstellen

Deshalb ist es gut, das eigene soziale Netz zunächst einmal zu betrachten. Wie das gehen kann – dazu hier eine Anregung: Nehmen Sie ein großes Blatt Papier und schreiben Sie in die Mitte Ihre eigenen Anfangsbuchstaben. Dann fügen Sie alle Menschen aus Ihrem sozialen Netz hinzu. Es können Verwandte sein, Kollegen*innen, Freunde*innen, Nachbar*innen … Schreiben Sie sie auf das Blatt jeweils mit den Anfangsbuchstaben an eine Stelle, die zeigt, wie nah oder wie fern diese Person Ihnen steht. Je näher Sie die Verbindung empfinden, desto näher malen Sie die Anfangsbuchstaben zu Ihrem eigenen Namen und umgekehrt. Sie können auch mit Stiften Linien zwischen den anderen Personen und sich selbst ziehen. So wird das soziale Netz bildlich sichtbar.

Das soziale Netz bewerten und sortieren

Im nächsten Schritt kann es darum gehen, das soziale Netz zu bewerten und zu sortieren: Fragen Sie sich, wer die kostbaren Menschen in Ihrem Netz sind. Wer tut Ihnen gut? Wer ist wertvoll für Sie und unterstützt Sie? Nehmen Sie einen Stift und umkreisen Sie die Anfangsbuchstaben dieser Personen. Als zweite Kategorie überlegen Sie, wen Sie eher loswerden möchten, von wem Sie sich nicht unterstützt, sondern eher vielleicht sogar verraten fühlen und wer Sie Energie kostet. Diese Menschen streichen Sie durch oder gebrauchen ein anderes Symbol, um sie zu kennzeichnen. Die anderen, die übrigbleiben, sind die dritte Kategorie, die, mit denen es Kontakte und Begegnungen gibt, die Ihnen weder schaden noch die Sie besonders unterstützen, die einfach »okay« sind.

Diese Differenzierung kann helfen, sich mit den Menschen, die einem besonders wichtig und kostbar sind, mehr als bislang zu beschäftigen. Wenn andere schaden und Energie und Kraft kosten, können Sie überlegen, welche Konsequenz Sie daraus ziehen wollen, vielleicht den Kontakt abzubrechen oder auslaufen zu lassen.

Das soziale Netz erweitern

Manche Menschen wollen ihr soziales Netz erweitern, also neue Personen ihrem Netz hinzufügen. Wenn Sie das wollen, sind für Sie vielleicht drei Hinweise hilfreich:

1. Erstens fragen Sie sich, wer Sie interessiert und neugierig macht. Solche Menschen kann man ansprechen und testen, ob es möglich ist, dass aus Begegnungen Beziehungen werden.
2. Zweitens fragen Sie, mit wem Sie etwas gemeinsam unternehmen wollen und können. Dafür sind gemeinsame Interessen notwendig, sportliche, politische, kulturelle, Hobbys und so weiter. Über gemeinsames Handeln kann Begegnung entstehen.
3. Der dritte Hinweis besteht darin, dass Sie dem Nachgeschmack nach Alltagsbegegnungen nachspüren und bewerten sollten. Wir Menschen begegnen alle im Alltag neuen Personen. Es gibt neue Kontakte bei der Arbeit, beim Einkaufen, auf Partys oder anderen Veranstaltungen. Oft vergisst man diese Alltagsbegegnungen wieder. Doch manchmal ist es sinnvoll, den Nachgeschmack solcher Begegnungen ernst zu nehmen und ihn zu bewerten: Hat mich diese Person interessiert? Wie hat sie auf mich gewirkt? Ist sie mir auf Augenhöhe begegnet? ... Wenn es einen solchen positiven Nachgeschmack gibt, kann es einen Versuch wert sein, den Kontakt weiterhin aufzunehmen und auszuprobieren, was sich daraus ergeben kann.

86 Wie hilft das große UND?

Wir Menschen leben oft im Entweder-oder: Entweder liebe ich einen Menschen oder ich ärgere mich über ihn, entweder bin ich selbstbewusst oder ich zeige Schwächen ... Dieses Entweder-oder macht nicht nur Stress und verstärkt den inneren Druck, es passt in vieler Hinsicht nicht in die Lebenswirklichkeit. Deshalb sollte es durch das große UND ersetzt werden. Das gilt insbesondere für Menschen mit traumatischen Erfahrungen:

- Ich bin Opfer UND ich habe überlebt.
- Ich leide UND ich habe Kraft.
- Ich würdige das frühere Geschehen und den Einfluss, den es auf mein Leben hat, UND ich lebe in der Gegenwart und baue meine Zukunft.
- Ich schaffe vieles allein UND ich kann Hilfe annehmen.
- Ich bin lieblos behandelt worden UND ich kann lieben.
- Ich kann mein Leben in die Hand nehmen UND ich kann viele schlimme Dinge, die passieren, nicht verhindern.

Auch beim Trauern hilft das große UND: Wenn Menschen etwas loslassen, verlieren sie etwas UND es bleibt etwas. Wenn ein Mensch traumatisierenden Schrecken erleben musste, ist das traurig UND dieser Mensch kann seine Trauer und seinen heiligen Zorn in Kraft verwandeln. Am Anfang eines Verlustes ist der Schmerz oft so groß, dass dieses große UND nicht spürbar ist. Doch im Laufe der Zeit findet es einen Boden und kann und sollte ein Bestandteil des Tröstens werden.

Auch für die Haltung der Tröstenden ist das große UND wichtig: Du bist allein in der Einzigartigkeit deines Leidens und deines Schmerzes UND ich bin bei dir und versuche, dir Trost und Halt zu geben.

Menschen, die leiden, stehen oft vor der Frage, was sie verändern können und was nicht: »Ich kann an der Tatsache, dass ich meinen Arbeitsplatz verloren habe (zum Beispiel, weil ich den Anforderungen aufgrund meiner schlimmen Erfahrungen nicht gewachsen war und dem Unverständnis nichts entgegenzusetzen hatte), nichts mehr ändern UND ich kann dafür sorgen, dass ich mich davon nicht herunterziehen lasse, sondern mir einen neuen, mir angemessenen Arbeitsplatz suche. Wer zwischen dem, was man verändern kann, und dem, wogegen man ohnmächtig ist, differenzieren kann, wird weniger seine Kraft vergeuden, um Unabänderliches zu bewegen, sondern eher die Energie darauf richten können, wo es Gestaltungsmöglichkeiten im Leben gibt. Diese Differenzierung ist nicht einfach. Diesen Weg zu beschreiten braucht Zeit und kleine Schritte. In jedem Fall ist es wichtig und notwendig, diesen Prozess nicht allein zu gehen. Er ist ein wesentlicher Inhalt des Tröstens und er braucht die Begleitung tröstender Menschen.

87 Was hilft bei Retraumatisierung?

Wenn Menschen retraumatisiert werden, also das alte Traumaerleben wieder lebendig wird, hilft ihnen grundsätzlich das Gleiche, was bei direkten Traumatisierungen hilft: Schutz, Kraftquellen, Begegnungen mit anderen Menschen, Achtsamkeit, Kreativität, der persönliche Notfallkoffer …

Besonders wichtig ist all das, was zum Umgang mit einem Zeitkollaps gesagt wurde, denn Retraumatisierungen sind ein Zeitkollaps. Die alte Erfahrung und das alte Erleben des Traumas werden in der Gegenwart mit dem neuen Erleben vermischt und überlappen sich. Die Gegenwärtigkeit zu spüren, ist deshalb besonders wichtig, alles, was die Wahrnehmung im Hier und Jetzt unterstützt: etwas anfassen oder Blickkontakt mit einem anderen Menschen suchen, aufstehen und sich bewegen, dem eigenen Atem Achtsamkeit schenken …

88 Was hilft gegen Co-Traumatisierungen?

Co-Traumatisierungen entstehen dann, wenn ein Mensch von dem Traumaerleben eines anderen Menschen mit erfasst wird. Das Traumaerleben springt quasi über und wird zur eigenen Not. Auch hier hilft das Gleiche, was allen anderen Menschen, die traumatische Erfahrungen haben und unter den Folgen leiden, helfen kann. Zwei Hinweise und Erfahrungen möchten wir besonders für Helfende und Begleitende von traumatisierten Menschen wie Berater*innen und Therapeut*innen weitergeben, die in der Gefahr sind, co-traumatisiert zu werden.

Erstens nützt es, den Abstand zu variieren

Wenn ich mit einer traumatisierten Person spreche und ich merke, es geht mir sehr nah, dann verändere ich meine Körperhaltung ein wenig, rücke mit meinem Popo ein wenig weiter nach der einen oder anderen Seite oder versuche, mich bewusst ein wenig zu entspannen und mich ein wenig zurückzulehnen. Manchmal rücke ich mit dem Stuhl ein oder zwei Zentimeter an eine andere Stelle, irgendwie ein wenig weiter weg. Das hilft manchmal schon. Ich kann dann freier atmen und habe einen klareren Blick.

Es ist wichtig, die traumatisierte Person nicht alleinzulassen, weil das den meisten von ihnen schon oft genug geschehen ist und worunter sie leiden. Doch mit dem Abstand etwas zu spielen, die Haltung zu ändern, in der man sitzt oder steht, oder aus einer sitzenden Position aufzustehen und gemeinsam umherzugehen, um mehr in Bewegung zu geraten, all diese Formen sind sinnvoll und können Co-Traumatisierungen verhindern oder zumindest deren Wirkung verringern.

Zweitens hilft es, Schleusen zu schaffen

Eine zweite wichtige Unterstützung ist das Schaffen von Schleusen. Mit einer Schleuse können Übergänge geschaffen werden von einem Zustand zum nächsten. Wer intensiv mit traumatisierten Menschen zu tun hat und von deren Traumaerleben beeinflusst wird, sollte besonders darauf achten, dass es zwischen den Traumabegegnungen und dem sonstigen Alltag Schleusen gibt: »Ich fahre zu meiner Arbeitsstelle, in der ich traumatisierte Menschen berate, bewusst mit dem Fahrrad. Das dauert länger als mit dem Auto und ist natürlich auch gesünder. Vor allen Dingen aber macht es mir den Kopf frei, wenn ich wieder nach Hause fahre. Ich brauche diesen Übergang.«

Worin die passenden Schleusen bestehen, muss jeder Mensch selbst herausfinden und ausprobieren. Manche Menschen brauchen eigene Rückzugsräume als Schleuse oder Übergang, andere duschen oder treiben Sport. Manche Menschen machen Atem- und Achtsamkeitsübungen, um sich wieder in sich zu zentrieren. Andere essen ein Stück Schokolade …

89 Was hilft gegen den Zeitkollaps?

Einen Zeitkollaps zu erleben, ist zumeist eine negative Erfahrung, weil Schlimmes wieder lebendig wird. Doch auch wenn sich zwei Zeiten ineinander verweben und überlappen und als gleichzeitig erlebt werden, existiert weiterhin ein Zugang zur Gegenwart, zur im Hier und Jetzt erlebten und erlebbaren Zeit. In der Gegenwart einen Sinneskontakt mit den betroffenen Menschen aufzunehmen, ist der Königsweg, sie aus diesem Schrecken herauszubegleiten:

- »Ich bin hier.«
- »Spüren Sie meine Hand.«
- »Schauen Sie mich an.«
- »Ich passe auf Sie auf.«
- »Sie sind jetzt nicht allein.«

Es gilt, den im Zeitkollaps lebendig gewordenen Schrecken ernst zu nehmen und nicht zu verniedlichen oder gar zu leugnen. UND durch die Begleitung, durch die sinnlich und sinnhaft spürbare Nähe kann betroffenen Menschen dabei geholfen werden, dass das Erleben der sicheren Gegenwart deutlicher und kraftvoller wieder in den Vordergrund tritt.

90 Was tun gegen die Angst?

Angst begleitet viele Menschen, die traumatische Erfahrungen machen mussten, Angst vor Bedrohungen und Wiederholung des Schreckens, Angst vor Verunsicherung und Schutzlosigkeit. Gegen diese Angst hilft Schutz, Schutz in sicheren Räumen, Schutz von Menschen, denen man vertrauen kann und die einem Sicherheit bieten. Sind solche Orte und Menschen nicht vorhanden, muss man sie suchen. Das braucht Unterstützung von anderen, die einem die Gewissheit vermitteln, dass es solche Orte und Menschen gibt.

Sich weiten, sich Raum nehmen

Angst macht eng. Deshalb hilft gegen die Angst alles, was weitet. Nicht zu viel auf einmal, doch in kleinen Schritten. Den Körper weiten, den Atem weiten, die Stimme erheben und singen und rufen und laut werden oder vor sich hin summen, sich weiten im Tanz, sich mehr Raum nehmen, sich weiten, indem man das Recht zu wünschen und zu fordern wahrnimmt …

Etwas festhalten, Rituale nutzen

Ist die Angst zu groß, werden Menschen haltlos oder fühlen sich so. Dagegen hilft, etwas festzuhalten, einen Stein der Sicherheit, ein Stück Holz, die Lehne des Sessels, in dem man sitzt. Dagegen helfen Rituale in der Begegnung mit Freund*innen oder es hilft, das Buch erneut zu lesen, das man schon einmal mit Genuss gelesen hat, oder den Lieblingsfilm zu schauen … Im Weiten liegt das »Risiko« des Spürens und die Chance des Gehaltenwerdens und des sicheren Haltes.

Auch Symbole können helfen

Michael Ende erzählt in seinem Büchlein vom Traumfresserchen von einem König, dessen Tochter unter schlimmen Angstträumen leidet. Der Vater sucht überall Menschen, die sie heilen können, und findet in seinem Königreich niemanden. Dann geht er in die Welt hinaus und setzt seine Suche fort, denn er liebt seine Tochter und will sie von den Ängsten befreien. Doch auch dort findet er niemanden und sitzt schließlich am Ende der Welt auf einem Baumstamm und weint bitterlich. Da kommt ein Wesen zu ihm, wie er es noch nie gesehen hat, und fragt ihn, warum er denn so weine. Der König erzählt die Geschichte von seiner Tochter und seiner Suche. Das Wesen erwidert: »Das trifft sich ja gut. Ich bin ein Traumfresserchen. Ich ernähre mich von bösen Angstträumen, je schlimmer desto schmackhafter.« Der König bittet den Traumfresser, ihn in sein Königreich zu begleiten, um seine Tochter zu heilen. So geschieht es.

Angstfresserchen: Wer unter Ängsten leidet, dem hilft es vielleicht, sich vorstellen, wie sein eigenes Angstfresserchen aussieht. Denn jedes Angstfresserchen zeigt sich nur dem einzelnen Menschen in seiner Gestalt, wie es zum Beispiel auf ein großes Blatt oder eine kleine Postkarte gemalt werden kann. Wenn die Angst aufkommt und zu wachsen droht, kann das Angstfresserchen aktiviert werden, um die Angst zu mindern oder zum Verschwinden zu bringen.

Oft braucht das Angstfresserchen, um aktiv werden zu können, noch eine Art von Vitamin. Herauszufinden gilt, was das jeweilige Angstfresserchen braucht. Vielleicht ein bestimmtes Musikstück, vielleicht einen Moment Ruhe oder einen Tanz, vielleicht eine Atempause oder die Hand eines anderen Menschen.

91 Was ist »positive Rache«?

Manche Menschen, die traumatische Erfahrungen gemacht haben, vor allem traumatische Gewalterfahrungen, haben Rachegedanken. Doch viele lassen diese Rachegedanken und Fantasien nicht zu, weil Rache verpönt ist und einen extrem schlechten Ruf hat. Die Haltung »Auge um Auge, Zahn um Zahn« ist zurecht ersetzt worden durch ein modernes Rechtssystem, das trotz all seiner Unwägbarkeiten und Unzulänglichkeiten eine Grundlage ist, schwache Menschen zu schützen und ihnen Gerechtigkeit widerfahren zu lassen.

Doch Rachegedanken sind nicht Rachehandlungen. Menschen, die Opfer waren, tut es manchmal gut, Rachegedanken zuzulassen und in ihren Vorstellungen die eine oder andere Rachehandlung auszuleben – in der Fantasie! Das gibt ihnen wenigstens eine Vorstellung von Macht und kann eine Hilfe sein, den Weg aus der Ohnmacht herauszufinden. Doch es gibt noch mehr, noch andere Wege der Rache, sogar einen Weg der »positiven Rache«.

Diese Haltung hilft vielen Opfern von Gewalt und anderen traumatisierenden Erfahrungen. Weiterzuleben, es sich gut gehen zu lassen, für ein gutes Leben, für ein gelingendes, glückliches Leben und um gute, nahe Beziehungen zu kämpfen und zu sorgen, das ist das, was viele Gewaltopfer aufrichtet und über die Täter*innen erhebt.

Stärke und eigenes Glück als »positive Rache«

» *Eine Frau erzählt: »Ich habe mir geschworen, dass die Drecksäcke, die mir das angetan haben, mich nicht unterkriegen. Ich glaube, damit räche ich mich am meisten. Die wollten mich zerbrechen. Doch das schaffen die nicht. Ich stehe hier und ich lebe und ich lasse es mir gut gehen. Damit zeige ich es ihnen!«* «

92 Was sind und wie helfen therapeutische Anklageschriften?

Häufig befallen Opfer traumatisierender Gewalt Zweifel: »Kann das denn wirklich gewesen sein?« und »Vielleicht habe ich mir das alles nur eingebildet?« Andererseits wissen sie um das Geschehen. Nicht die Gedächtnisunsicherheit, sondern die Ungeheuerlichkeit des Geschehens produziert das Zweifeln. Wenn sie das Geschehene in einer therapeutischen Anklageschrift schwarz auf weiß festhalten, schafft das Sicherheit und Gewissheit. Deshalb schlagen wir in unserer therapeutischen Praxis vor, eine Anklageschrift zu verfassen.

Die Täter*innen werden konkret benannt

Vielfach haben sich traumatisierte Menschen fälschlicherweise verantwortlich oder mitverantwortlich dafür gefühlt, dass ihnen Gewalt angetan wurde. Mit dem Verfassen einer Anklageschrift übernehmen sie eine andere Art von Verantwortung: die Verantwortung, Täter*innen konkret und namentlich zu beschuldigen. Sie sollten deshalb ihre Anklageschrift möglichst konkret mit genauen Angaben zu Personen, Zeitpunkten und Umständen (so gut sie es denn wissen) verfassen.

Sich an Gewalterfahrungen konkret zu erinnern, überhaupt etwas über sie mitzuteilen, ist immer mit heftigen Gefühlen verbunden. Diese heftigen Gefühle zu haben ist ein notwendiges Durchgangsstadium der Traumaverarbeitung. Deshalb sollte eine Anklageschrift nur verfasst werden, wenn die Gefühle des Traumaerlebens und der Traumafolgen schon einen Platz hatten bzw. haben und wenn es Menschen gibt, die die traumatisierten Opfer darin begleiten und stützen können. In einem zweiten Durchgang des Überprüfens und Überarbeitens die Anklageschrift noch einmal sachlich(er) zu verfassen, kann sinnvoll sein. Nicht, um juristischen Anforderungen gerecht zu werden, sondern als Dokumentation dafür, dass sie Verantwortung für die Beschuldigungen übernehmen, finden wir es unterstützenwert, die Anklageschrift zu unterzeichnen.

Mittel zur Distanzierung und Bewältigung

Viele Gewaltopfer wollen das, was »hochgekommen« ist, auch wieder »loswerden«. Eine Anklageschrift zu schreiben, unterstützt diesen Prozess und ist ein Mittel der Distanzierung und Bewältigung. So schwer es vielen fällt, das früher Unaussprechliche nicht nur auszusprechen, sondern auch noch aufzuschreiben, so sehr ist dieser Akt auch ein Weg der Distanzierung, des »Loswerdens«.

Wer Opfer traumatisierender Erfahrungen begleitet, kann anbieten, ihre Anklageschrift als Zeug*in mit zu unterschreiben: »Ich war bei dem, was Ihnen angetan wurde, nicht dabei, bin also kein Augenzeuge. Aber ich bin Zeug*in Ihrer leiblichen Erfahrungen, also auch Ihrer körperlichen und emotionalen Erinnerungen. Ich bin Zeug*in Ihrer Glaubwürdigkeit. Deshalb biete ich Ihnen an, Ihre Anklageschrift als Zeug*in zu unterzeichnen."

Häufig erweitert sich der Kreis der »Angeklagten«

Der Prozess, eine Anklageschrift zu erstellen, muss nicht gradlinig ablaufen. Szenen und Erinnerungen, die verborgen oder verschwommen waren, können wieder in den Vordergrund des Bewusstseins treten und in der Anklageschrift festgehalten werden. Nun verläuft dieser Prozess oft wellenförmig: Die Erinnerungen werden konkret, dann gibt es eine

Pause (vielleicht zum Zweifeln oder auch zum Verdauen oder Verschnaufen), dann bricht wieder eine neue Welle von Erinnerungen hervor usw. Häufig erweitert sich der Kreis der Angeklagten. Angeklagt werden zuerst einmal die unmittelbaren Täter*innen. Dazu kommen danach oft Personen, die der unterlassenen Hilfeleistung beschuldigt werden. Das sind oft die Eltern oder andere nahe Familienangehörigen und darunter wieder oft die Mütter, die über sexuelle oder andere Gewalt (meistens der Väter oder Großväter oder anderer naher Verwandter) hinweggeschaut und die Hilferufe des Kindes missachtet haben.

Was mit der therapeutischen Anklageschrift geschieht, ist Sache der Verfasser*innen. Für die meisten ist vor allem der Prozess des Erstellens wichtig. Viele spüren zum ersten Mal, dass sie tatsächlich allen Grund zum Klagen haben über das, was ihnen passiert ist. Und dass sie nicht »verrückt«, »überempfindlich«, »undankbar« sind oder was auch immer die niedermachenden Urteile über sie sein mögen, die sie ohnmächtig und verstummt zurückgelassen haben. Viele bewahren die Schrift an einem besonderen Ort auf.

93 Wie geht Trösten?

Menschen, die verletzt worden sind, brauchen oft Trost. Menschen, die eine existenzielle Wunde, ein Trauma, erleiden mussten, brauchen immer Trost. Trost ist eine Antwort auf Not. Trost ist notwendig, um die Not zu wenden. Trösten ist not-wendig, not-wendend. Das Wort Trost entstammt dem Mittelhochdeutschen und bedeutet Festigkeit, vor allem innere Festigkeit. In einer Krise und erst recht bei einer traumatischen Erfahrung ist diese innere Festigkeit bedroht oder geht verloren. Menschen mit Traumaerfahrungen brauchen deswegen Zuspruch und Unterstützung von anderen Menschen, also Trost.

Damit traumatisierte Menschen von anderen Menschen Trost erfahren und annehmen können, sollten zwei Voraussetzungen erfüllt sein. Die erste besteht darin, dass die anderen Menschen im Gegenüber mitfühlen können, dass sie berührt sind und dies mit ihnen teilen. Wenn Menschen spüren, dass andere Menschen ihren Schmerz auch als Schmerz fühlen, dann öffnet sich ein Weg aus der Einsamkeit, aus dem Alleinsein. Das tröstet.

Die zweite Voraussetzung sollte sich darin erweisen, dass sich Tröstender und der getröstete Mensch auf gleicher Augenhöhe befinden, auch wenn gerade in dieser Situation die eine Person trostbedürftig und die andere trostspendend ist. Es braucht, auch und gerade in einer therapeutischen Beziehung, ein Nebeneinander, kein Oben und Unten, keinen Blick und keine Geste von oben herab, sondern eine Begegnung unter Gleichen. Menschen, die traumatisiert wurden oder andere schwere Verletzungen erlitten haben, fühlen sich schon klein und erniedrigt genug, sodass dieser Aspekt beim Trösten keinerlei Bedeutung haben darf.

Gesehen und gehört zu werden, ist Voraussetzung und gleichzeitig Inhalt des Tröstens. Wenn ein Mensch leidet und sich gesehen und gehört fühlt, fühlt er sich nicht mehr so allein und verloren. Zumindest mindert das seine Einsamkeitsgefühle. Trösten ist ein Beziehungsprozess. Wenn andere Menschen da sind, hilft das und unterstützt.

Über das Sehen und Hören hinaus ist das Halten ein wesentliches Element des Tröstens. »Ich halte dich« beinhaltet: Ich gebe dir Stütze und Unterstützung. Ich bin für dich da, so gut ich kann. Ich helfe dir, dich aufzurichten. Das ist ein zentrales Element gegen die Erniedrigung und gegen das Alleinsein.

Um trösten zu können, müssen wir keine Seminare besuchen. Wir Menschen sind kompetent zu trösten und wir haben Erfahrungen als Kinder, als Jugendliche und auch als erwachsene Menschen gemacht, zu trösten und getröstet zu werden. Um diesen Erfahrungen des Trostes und des Tröstens nahezukommen, sollte man sich zwei Fragen stellen.

Ein Trostsymbol gestalten und der leidenden Person schenken

Auch ein Mensch, der nicht in irgendeiner Weise gläubig ist, kann Trost finden, wenn er einen Schutzengel geschenkt bekommt. Als Ausdruck einer Trost-Beziehung (nicht als Ersatz!) können Symbole eine wichtige Rolle spielen. Hilfreich sind Trostsymbole, die selbst aktiv gestaltet werden. Zum Beispiel:

- Bemalen Sie eine Postkarte und schenken Sie sie der leidenden Person.
- Bemalen Sie einen Stein und verschenken Sie ihn als Kraft- oder Troststein.
- Sammeln Sie ein Stück Rinde oder Holz im Wald oder am Wegesrand und gestalten Sie dieses mit einem Schnitzmesser, mit Farben, mit Fäden oder Blumen, Gräsern oder Sonstigem und verschenken Sie es.

Wie bin ich früher getröstet worden?

Die eine Frage lautet: Wie bin ich früher getröstet worden? Die Antworten sind vielfältig:

- »Meine Mutter hat mir immer ›Heile, heile Gänschen‹ vorgesungen.«
- »Ich durfte mich ganz fest einkuscheln und wurde in den Arm genommen.«

- »Als ich zum ersten Mal eine Fünf in der Schule schrieb, ging mein Vater mit mir ein Eis essen. Das hat getröstet.«
- »Als mein Meerschweinchen starb, haben wir ein Bild von ihm gemalt und auf die Kommode gestellt. Und wir haben das Meerschweinchen beerdigt und dabei Lieder gesungen.«

Wenn die Quelle der persönlichen Trosterfahrungen angezapft wird, steht ein großer Schatz an Erfahrungen zur Verfügung.

Wie wäre ich gerne getröstet worden?

Die zweite Frage lautet: Wie wäre ich gerne getröstet worden? Manche Menschen sind nicht, nicht richtig oder nicht genug getröstet worden. Sie haben gelitten, aber keinen Trost erfahren. Doch die Sehnsucht, getröstet zu werden, ist bei den meisten Menschen, vor allem bei Kindern, immer da. Bei manchen erstirbt sie irgendwann in der Resignation, doch bei den meisten ist sie sehr langlebig und kann wieder bewusst gemacht werden.

- »Mich hätte getröstet, wenn mir einfach mal jemand zugehört hätte. Einfach so. Ohne gleich Kommentare zu geben oder mich zu korrigieren oder auszuschimpfen.«
- »Als ich klein war, durfte ich meiner Mutter beim Backen helfen. Das hat mich getröstet. Später gab es das nicht mehr. Da hätte ich es gerne gebraucht. Sehr gerne.«
- »Ich habe so gerne gesungen. Aber sonst niemand. Man hat mir das sogar verboten. Wenn es mir schlecht ging, habe ich versucht zu singen, damit ich wieder besser dran bin, aber das durfte ich dann nicht mehr. Getröstet hätte mich, wenn ich hätte singen dürfen oder wenn noch jemand mitgesungen hätte.«

94 Soll man nach der Wunde fragen?

In dem großen Roman »Parzival« von Wolfram von Eschenbach aus dem 12. Jahrhundert kommen zwei Ritter vor, Klingsor und Anfortas. Beide haben Schuld auf sich geladen. Das Schuldgefühl schmerzt wie eine offene Wunde. Beide leiden. Klingsor verdrängt seine Wunde, seine Schmerzen und wird zum Täter. Anfortas leidet und wartet darauf, dass ihn jemand erlöst.

Der junge und naive Parzival betritt das Schloss, in dem Anfortas lebt und leidet. Er sieht sein Leiden und es drängt ihn, nach dem Leiden zu fragen. Doch er tut dies nicht, er hält sich zurück, denn er folgt der Ideologie, die er von einem Lehrer übernommen hat, dass er höher gestellte Personen nicht nach ihrem Befinden fragen darf.

So verbringt er weitere Jahre auf Wanderschaft, bis er schließlich erneut das Schloss betritt. Anfortas leidet immer noch an seiner Wunde. Parzival, nunmehr gereift und offen für das Leiden anderer, zeigt Mitgefühl und fragt Anfortas: »Oheim, was wirret du?« (»Woran leidest du?«). Nach der Wunde zu fragen und Mitgefühl zu zeigen, erlöst Anfortas.

»Trauma« ist ein Wort, das aus dem Alt-Griechischen kommt. Es bedeutet »Wunde«. Ja, es hilft unserer Erfahrung nach Opfern und Überlebenden traumatisierender Gewalt, nach der Wunde gefragt zu werden. Ohne gedrängt zu werden. Diese Grundhaltung der Fragenden muss für den traumatisierten Menschen spürbar sein und sich in Zugewandtheit und echtem, uneigennützigem Interesse an seiner Wunde ausdrücken: »Wenn Sie darüber reden wollen, ich bin da und höre Ihnen/dir zu.«

95 Was ist ein »sicherer Ort«?

In der Traumapädagogik und Traumatherapie hat seit vielen Jahren die Arbeit mit dem »sicheren Ort« einen besonderen Stellenwert. Kinder, Jugendliche und Erwachsene, die traumatische Erfahrungen machen mussten, sind verunsichert und haben deshalb oft kein Vertrauen mehr in ihre Umgebung. Um dieser Verunsicherung entgegenzuwirken, brauchen sie Stabilität, Halt und den »sicheren Ort«. Dabei wird der »sichere Ort« vor allem in zweierlei Hinsicht verstanden.

Sicherer Ort in der Fantasie: Erstens wird versucht, die traumatisierten Menschen darin zu unterstützen, sich in ihrer Imagination einen »sicheren Ort« vorzustellen. Durch Fantasiereisen werden die Menschen darin angeleitet, sich Orte auszumalen, an denen sie sich sicher fühlen. Diese werden dann in Worten beschrieben, manchmal auch gemalt. Sie werden zu einem inneren Zufluchtsort, den Menschen aktivieren können, wenn sie sich verunsichert fühlen.

Sicherer Ort in der Realität: Als Zweites wird das Konzept des »sicheren Ortes« vor allem in der Jugendhilfe dazu verwandt, die Einrichtungen der Jugendhilfe als »sicheren Ort« zu konzipieren. Manchmal sollen auch Schulen oder Berufsschulen »sichere Orte« werden.

> » *Menschen mit traumatischen Erfahrungen und damit existenziellen Verunsicherungen brauchen eine möglichst haltende und geborgene und damit auch sichere Umgebung. Alles, was dem dient, sollte unterstützt werden.* «

Jeder Mensch hat einen inneren, unzerstörbaren Kern

Wir erweitern das Konzept des »sicheren Ortes« in unserer therapeutischen Praxis und knüpfen dabei an die Erfahrung an, dass es sinnvoll ist, wenn sich Menschen mit traumatischen Erfahrungen einen »sicheren Ort« vorstellen. Doch kommen positive Imaginationen nicht immer allein daher, sondern werden oft von negativen Bildern, ja manchmal verängstigenden Schreckensbildern begleitet, insbesondere bei mehrfach traumatisierten Menschen. Es bedarf daher besonderer Ausbildung und Begleitungskompetenz, Menschen bei solchen Imaginationen zu begleiten. Sie brauchen nicht nur die einfach scheinende Hilfe, positive Bilder eines »sicheren Ortes« herzustellen, ein Angebot, dass sie manchmal heillos überfordert und sie in der Verzweiflung, dem Anspruch nicht genügen zu können, zurücklässt. Sie brauchen deshalb darüber hinaus Hilfen, zwischen angstmachenden und positiven Bildern und Vorstellungen wechseln zu können.

»Sichere Orte« zu imaginieren unterstützen wir in unserer therapeutischen Praxis durch die Beschäftigung mit dem »unzerstörbaren Kern«. Wir betonen in der Traumahilfe, dass Menschen einen inneren, unzerstörbaren Kern haben, ganz gleich, wie sehr sie geschunden oder bedrängt worden sind und wie sehr er sich auch versteckt haben mag, um durch Unaushaltbares nicht zerstört zu werden. Wir sagen: »Diesen Kern haben die Täter*innen nicht erreicht. Dieser Kern ist unzerstörbar, ist Ihr Eigenes, Ihr Innerstes und Kostbarstes. Lassen Sie uns gemeinsam auf Suche gehen. Sie werden ihn finden.« Wenn Menschen diesen unzerstörbaren Kern malen oder zum Beispiel aus Ton oder Stoff gestalten, dann hebt dies ihr Selbstwertgefühl und damit finden sie einen »sicheren Ort«, den sie immer wieder ergreifen, buchstäblich in die Hand nehmen können.

Auch Beziehungen können ein »sicherer Ort« sein

Ein weiterer »sicherer Ort«, den traumatisierte Menschen schaffen oder nutzen können, sind Beziehungen. Denn traumatische Erfahrungen sind Beziehungserfahrungen. Es waren andere Menschen, die den Betroffenen Leid zugefügt haben, die sie vergewaltigt, geschlagen und erniedrigt haben. Es waren andere Menschen, die währenddessen und im Danach Hilfeleistung unterlassen und die Opfer alleine und im Stich gelassen haben. Die traumatischen Erfahrungen sind daher immer auch und in erster Linie eine Beziehungskränkung.

Beziehungskränkungen und Beziehungsverletzungen brauchen Beziehungsheilung. Traumatisierte Menschen benötigen Hilfe, relativ sichere Beziehungen herzustellen, wiederaufzubauen. Beziehungsarbeit im therapeutischen Setting schafft Annäherungen an sichere Beziehungen in der Lebensumwelt und damit an einen »sicheren Ort«, der den Kern der Verletzung, nämlich die Beziehungskränkung, schrittweise heilen kann. Die Leitfragen dabei lauten zum Beispiel: Wem kann ich vertrauen? Bei wem vermute ich es? Woran kann ich merken, dass ich einem anderen Menschen einen Vertrauensvorschuss geben kann? Und: Was brauche ich, wenn mir in einer Begegnung mit einem anderen Menschen der Boden unter den Füßen weggeht und der Ort unsicher wird? Wie finde ich dann zu meinem sicheren Ort zurück?

96 Wie kann ich mir verzeihen?

Manche Opfer von traumatisierender Gewalt machen sich in der Zeit danach Vorwürfe, dass sie etwas falsch gemacht haben. Vielleicht meinen sie, sich nicht genug gewehrt zu haben, oder sie werfen sich vor, überhaupt in eine Situation gekommen zu sein, in der ihnen Gewalt angetan wurde. Manche hadern auch mit sich, dass sie zu vertrauensselig gewesen seien.

Anderen Menschen zu verzeihen, fällt vielen leichter, als sich selbst etwas zu verzeihen. Wenn Sie Schwierigkeiten haben sollten, sich selbst etwas zu verzeihen, können wir Ihnen zwei Vorschläge machen.

Schreiben Sie sich selbst einen Brief

Der eine besteht darin, dass Sie einen Brief an sich selbst schreiben. Beginnen Sie mit »Liebe …« oder »Lieber…« und setzen Sie Ihren Namen dorthin. Und dann schreiben Sie auf, was Sie sich vorwerfen, was Sie sich nicht verzeihen können. Und dann schreiben Sie auf, was Sie sich sagen könnten, damit Sie diese Selbstvorwürfe entkräften, was dagegenspricht. Führen Sie alles auf, was Ihnen einfällt, wenn Sie gnädig mit sich sind. Sollten Sie dabei Schwierigkeiten haben, dann stellen Sie sich bei diesem Teil des Briefes vor, dass Sie eine andere Person, der Sie freundlich zugewandt sind, davon überzeugen wollten, sich selbst zu verzeihen. Wenn Sie diesen Brief geschrieben haben, beenden Sie ihn mit Grüßen an sich selbst, unterschreiben Sie ihn, schicken Sie ihn an sich selbst per Post oder legen Sie ihn an einen guten Ort, falls er zu einem späteren Zeitpunkt noch fortgeschrieben werden soll.

Mit anderen Menschen darüber sprechen

Der zweite Tipp besteht darin, mit anderen Menschen darüber zu sprechen. Sagen Sie einer Person, der Sie vertrauen oder der Sie einen Vertrauensvorschuss geben können, was Sie sich selbst nicht verzeihen können, und bitten Sie um Rückmeldung. Wenn diese andere Person parteilich ist, an Ihrer Seite steht UND wahrhaftig ist, wenn Sie sie »ent-schuldet« und Ihnen sagen kann, dass die Täter*innen die Täter*innen waren und dass Sie das Opfer waren, dann kann dies helfen, sich selbst zu würdigen und sich aktiv und selbstbestimmt »neu« zu erleben, als diejenige Person, die man (geworden) ist.

Trauma und Würde

Menschen mit entwürdigenden Erfahrungen brauchen ihnen zugewandte, mitfühlende, sie würdigende Menschen. Und sie brauchen Selbstwürdigung.

97 Was ist und was kann Selbstwürdigung bewirken?

Die entscheidende Hilfe auf dem Weg zum Aufrichten in Würde brauchen die Opfer traumatischer Erfahrungen durch andere Menschen – durch ihnen zugewandte, mitfühlende, sie würdigende Menschen, durch Einzelne, durch Familien, durch Kolleg*innen, durch Nachbar*innen, durch Freund*innen, durch die Gesellschaft. UND Menschen mit entwürdigenden Erfahrungen brauchen Ermutigung auch auf dem Weg der Selbstwürdigung. Jede und jeder kann etwas tun, um sich selbst auf dem Weg der Würde zu unterstützen.

Sieben Schritte der Selbstwürdigung sind besonders wichtig und dabei sprechen wir hier Opfer traumatisierender Gewalt direkt an:

1. Geben Sie sich die Erlaubnis zu klagen!

Traumatische Erfahrungen und insbesondere (sexuelle) Gewalterfahrungen führen oft in ein großes Verstummen. Viele Betroffenen schweigen, weil sie nicht Gehör finden oder sich nicht trauen, sich zu öffnen und zu äußern. Andere schweigen aus Scham, aus Schuldgefühlen, aus Tabuisierung oder anderen Bedürfnissen. Dieses Schweigen zu durchbrechen, hilft und ist notwendig. Deshalb fordern wir auf, über das zu klagen, was beklagenswert ist, oft anklagenswert. Erheben Sie Ihre Stimme! Wenn Sie das nicht können, dann schreiben Sie! Klagen Sie so, wie es Ihnen möglich ist! Wahrscheinlich gibt es das Gegenargument in Ihrem Kopf (oder Sie hören es von anderen), man solle nicht so viel »jammern« und kein »Jammerlappen« sein. Jammern hat einen schlechten Ruf, weil es oft beinhaltet, sich über etwas zu beschweren, ohne daraus Konsequenzen zu ziehen, ohne dass dies in Handlungen mündet. Und weil Jammern angeblich manchmal gar keinen Grund habe. Doch Sie als Opfer von Gewalt haben einen Grund. Ihr Klagen ist kein Ersatz dafür, sich aufzurichten und wieder in das Leben zu schreiten, sondern der Anfang oder zumindest ein wesentlicher Schritt dazu, sich wieder aufzurichten. Und dieses Sich-Aufrichten ist Selbstzweck und Ziel genug. Deshalb geben Sie sich die Erlaubnis zu klagen!

2. Üben Sie, konkret Nein zu sagen!

Das Nein der Opfer von Gewalt, insbesondere sexueller Gewalt, wurde von den Täter*innen nicht gehört. Sie konnten und können nichts dafür, dass ihr Nein nicht gehört wurde, da sie der physischen und/oder psychischen Macht des oder der Stärkeren ausgeliefert waren. Ob ihr Nein dabei laut war oder leise oder gänzlich unhörbar, spielte dabei für ihr Gegenüber keine Rolle – ihnen wurde gegen ihren Willen Gewalt angetan. Dieses Nein war existenziell, war ein großes NEIN, weil es ihr Leben und ihre Unversehrtheit betraf. Oft führt dies bei Gewaltopfern dazu, sich nicht mehr zu trauen, in kleinen wie in großen Angelegenheiten Nein zu sagen, da ihr Nein ja anscheinend keinen Wert und keine Wirksamkeit hatte. Viele müssen das Nein-Sagen wieder üben und lernen, deswegen ermutigen wir Sie: Trauen Sie sich, das kleine Nein zu üben. Versuchen Sie immer wieder, wenn Ihnen etwas nicht passt, wenn Sie etwas nicht wollen, konkret abzulehnen, was Sie nicht wollen. Erlauben Sie sich innezuhalten, um zu überlegen und nachzuspüren, ob ein Ja oder Nein angesagt ist. Und wenn Sie sich unbedacht auf etwas eingelassen haben, was Sie eigentlich nicht wollen, erlauben Sie sich im Nachgang, Ihre Entscheidung zu korrigieren. Fordern Sie von anderen, Ihre Entscheidung zu respektieren, Sie zu respektieren. Üben Sie das konkrete, üben Sie das kleine Nein! Der Mut zum großen NEIN und die Kraft, dies zu zeigen, haben dadurch alle Chancen, fast von allein zu wachsen.

3. Wer gibt Ihnen Rückendeckung?

Traumatische Erfahrungen erschüttern und verunsichern. Also brauchen Opfer von Gewalt Rückendeckung, andere Menschen, die sie stützen und halten, die sie schützen, die ihren Rücken decken. Wer nach vorne gehen möchte, sollte darauf achten, dass das, was hinter ihm ist, geschützt und unterstützt wird. Deshalb empfehlen wir: Halten Sie nach Menschen Ausschau, die Ihnen Rückendeckung geben, und testen Sie sie auf ihre Wahrhaftigkeit!

4. Unterstützung suchen beim Aufrichten!

Der Weg der Selbstwürdigung führt aus der Erniedrigung zum Aufrichten. Der Weg des Aufrichtens kann aus vielen kleinen Schritten bestehen. Sie sollten deswegen bei jedem Schritt Ihres Lebens immer darauf achten, ob er dem Aufrichten dient. Was das konkret bedeutet, können wir Ihnen nicht sagen, aber wir sind sicher, dass Sie das spüren werden. Nehmen Sie sich ernst. Und ein weiterer Hinweis, der mit dem Aufrichten verbunden ist: Sich aufzurichten ist nicht immer einfach. Wir Menschen brauchen dabei Halt und Unterstützung, wir brauchen andere Menschen, die uns auf Augenhöhe aushalten und nicht kleinhalten oder kleinmachen wollen, Menschen, die Freude an unserem Wachstum haben. Deshalb stellen Sie sich die Fragen: Wer mag mich groß? Wem begegne ich auf Augenhöhe und wer findet das gut? Betrachten Sie unter diesem Gesichtspunkt die Menschen, die Sie begleiten, und wählen Sie entsprechend aus, wer Sie beim Aufrichten unterstützen kann und wer eher nicht.

5. Würdigen Sie Ihren inneren Kern!

Jeder Mensch hat einen inneren Kern, der auch als innerer Ort der Bewertung, als unzerstörbarer Kern oder als zentraler Ort bezeichnet wird. Diesen inneren Kern konnten die Täter*innen, die Ihnen etwas angetan haben, verletzen, aber nicht zerstören. Von diesem inneren Kern aus richten Sie sich auf. Von diesem inneren Kern aus entscheiden Sie, was Sie wollen oder was Sie nicht wollen, was Sie mögen oder was Sie ablehnen, wozu Sie Ja oder wozu Sie Nein sagen, welche Richtung Ihres Lebens Sie einschlagen. Diesen inneren Kern finden Sie auf keinem Röntgenbild und in keinem Anatomieatlas, aber Sie können ihn spüren, wenn Sie auf Ihren Atem achten und sich fragen, wo in Ihnen dieser innere Kern sein mag. Vielleicht finden Sie ihn an Ihrem Herzen oder in Ihrer Körpermitte. Manche entdecken ihn im Schulterblatt, im Ellbogen, an der Fußsohle oder hinter der Stirn – die Form, der Ort, die Qualität des inneren Kerns ist so individuell unterschiedlich, wie Menschen verschieden sind. Wichtig ist, dass Sie Ihrem inneren Kern immer wieder Achtsamkeit schenken. Legen Sie, wenn's geht, die Hand auf die Stelle, wo Sie ihn vermuten, und schenken Sie ihm ein, zwei, drei Atemzüge Achtsamkeit. Oder malen Sie ihn. Oder schenken Sie ihm einen Ton. Oder gestalten Sie ein kleines Objekt, das Ihrem inneren Kern Respekt erweist. Den inneren Kern zu achten, ist eine wesentliche Hilfe bei der Selbstwürdigung.

6. Sie haben ein Recht darauf, dass es Ihnen gut geht!

Viele Menschen, die traumatisiert sind, und vor allem diejenigen, die sexuelle Gewalt erfahren haben, erleben sich so, als wären sie aus der Welt gefallen, als stünden sie am Rande eines Abgrunds oder seien in ihn gestoßen worden. Dann tauchen in ihnen oft die Fragen auf: Wer bin ich, dass es mir gut gehen darf? Wer bin ich, die/der ich glücklich sein darf? Wer bin ich, dass ich Erfolg haben darf? Wer bin ich, dass ich geliebt werden darf? Wer bin ich, dass ich ein Recht auf Würdigung, auf Achtung, Respekt und Wertschätzung habe? In der traumatischen Erfahrung hatte das Recht auf Würdigung keinerlei Relevanz. Doch im Prozess der Traumawürdigung und des Aufrichtens gilt es, dass Sie den Täter*innen immer weniger die Macht über Ihr Selbstwertgefühl überlassen, sondern sich Ihrer selbst bewusst auf den Weg begeben, sich die Frage zunehmend mehr mit Ja beantworten zu können: »Ja, ich darf glücklich sein. Ja, ich darf lieben und geliebt werden!« Dazu haben Sie ein Recht, weil Sie ein Mensch sind. Dazu haben Sie ein Recht, weil Sie so sind, wie Sie sind.

7. Sich respektieren

Eine junge Frau war oft in ihren Entscheidungen unsicher. Sie wusste oft nicht, wofür sie sich entscheiden sollte. Da schrieb sie sich mit einem Stift auf ihren Unterarm »ICH RESPEKTIERE MICH!«, in Großbuchstaben. Dies erinnerte sie daran, sich bei jeder wichtigen Entscheidung zu fragen, ob sie sich mit ihrer Wahl jeweils selbst Respekt erwies oder nicht. Das half. Viele Menschen sind sich unsicher und viele haben, weil sie wie diese junge Frau, keinen oder zu wenig Respekt erfahren haben, in der Folge den Respekt vor sich schmerzlich verloren. Er ist ihnen nicht einfach abhandengekommen, sondern verringerte sich oder entschwand aufgrund von negativen Erfahrungen. Zu diesen gehörten nicht nur, aber oft Erfahrungen traumatisierender Gewalt. Umso wichtiger ist es, diesen Respekt sich selbst gegenüber zu üben. Das gelingt besonders, wenn sie den Respekt sich selbst gegenüber zum Maßstab ihres Handelns nehmen. Zum Beispiel passte dieser oben erwähnten jungen Frau das Verhalten einer Freundin nicht. Sie fühlte sich von ihr nicht gesehen und nicht ernst genommen. Sie will ihr das sagen, ist sich aber sicher, dass die Freundin das zumindest erst einmal als Kränkung versteht und verletzt sein dürfte. Sie hat Angst, sie zu verlieren. Deshalb schwankt sie. Diese junge Frau spürt, dass es der Respekt vor sich selbst verlangt, dass sie sich äußert, trotz Verlustangst und um den Preis des schlechten Gewissens nach der Auseinandersetzung. »Ich könnte sonst nicht gut damit leben. Da wäre immer etwas zwischen uns gestanden. Der Respekt vor mir selbst verlangt, dass ich das tue.« Wir empfehlen Ihnen, so wie diese junge Frau zu handeln: Fragen Sie bei jeder Entscheidung und insbesondere bei schwierigen Entscheidungen, bei denen Sie unsicher sind, welche Antwort, welche Entscheidung derjenigen am ehesten entspricht, mit der Sie sich selbst in Ihren Gefühlen, in Ihrem Herzen, in Ihrer Lebendigkeit respektieren. Da mag es sein, dass Sie sich anders als die eben zitierte Frau bewusst dazu entschieden hätten, der Freundin nichts zu sagen, aus welchen Beweggründen auch immer. Wesentlich ist, dass Sie für Ihre Entscheidungen und Ihr Handeln den Respekt vor sich selbst als Maßstab und Orientierung nehmen. Dafür gibt es keine Checklisten und keine vorgefertigten Antworten, aber Sie werden es spüren. Seien Sie achtsam, nehmen Sie sich ernst. Damit nehmen Sie auch die Beziehung ernst und würdigen den anderen Menschen.

98 Welche Würdigung brauchen traumatisierte Menschen?

Traumatisierte Menschen brauchen Traumawürdigung. Traumawürdigung ist vor allem eine Haltung, die sich in unterschiedlichen und zahlreichen konkreten Verhaltensweisen und Taten zeigen muss, die für die betroffenen Menschen erfahrbar und erlebbar sein muss. Wir wollen deshalb die wichtigsten Säulen, die diese Haltung stützen, zusammenfassen.

Parteilichkeit

Ein erster zentraler Aspekt der Traumawürdigung ist die Parteilichkeit. Wer ein Beziehungstrauma erlitten hat und Opfer von Machtmissbrauch und (sexueller) Gewalt wurde, ist danach zumeist verstört. Viele der Opfer haben Schuldgefühle ohne Schuld oder ihnen werden Schuldgefühle eingeredet. Sie brauchen unbedingt Parteilichkeit. Sie müssen von wahrhaftigen, vertrauenswürdigen Menschen hören und erklärt bekommen: »Sie sind/Du bist nicht schuld, die andere Person ist der Täter, die Täterin.« Wer einen traumatisierten Menschen begleitet, muss an seiner Seite stehen und dies zeigen. Dazu gehört, eindeutig zwischen Opfern und Täter*innen zu unterscheiden. Der Parteilichkeit als Haltung widerspricht nicht, auch die Täter*innen als Opfer »verstehen« zu wollen, was oft als großes Bedürfnis der Opfer, die wir begleiten, geäußert wird. Ernst zu nehmen und aufzugreifen ist dieses Bedürfnis selbstverständlich, auch deshalb, weil es oft den Blick dafür weitet, dass man nicht aufgrund persönlicher Eigenschaften oder persönlichen Fehlverhaltens zum Opfer dieser Menschen geworden ist, und um nicht mit dem Mitgefühl zu hadern, das viele Opfer mit den Täter*innen haben, vor allem wenn sie nahe und familiäre Verbindungen zu den Täter*innen und Mittäter*innen haben. Hier zeigt sich die Parteilichkeit im mehrfachen UND: Du bist nicht schuldig, die Täter*innen sind schuldig UND es ist verständlich, dass du Verständnis und Entschuldigungen für die Täter*innen hast UND ich, als parteiliches Gegenüber, akzeptiere ihre Biografie nicht als Entschuldigung für die Taten, die sie dir/Ihnen angetan haben. Da bin und bleibe ich parteilich für dich/für Sie.«

Enttabuisierung

Um Parteilichkeit zeigen und leben zu können, muss das Trauma, muss die Gewalterfahrung aus dem Schatten des Vertuschens und Verschweigens heraustreten. Traumawürdigung bedarf deshalb der Enttabuisierung. Dies betrifft sowohl die Gesellschaft wie auch die einzelnen Personen. Es bedarf eines Klimas, in dem Opfer als Opfer (dieses Verbrechens!) bezeichnet werden und nicht nur als »Betroffene«, und Täter*innen als Täter*innen und nicht zum Beispiel als »sexuell verirrte Menschen«. Gewalt ist Gewalt und entwürdigt und traumatisiert. Das muss benannt werden, in der Politik ebenso wie in den Familien, in Schule und Kindergarten wie in der Nachbarschaft. Erst dann ist es auch möglich, dass Täter*innen tätige Reue – wir betonen das Adjektiv »tätig« – leisten können, die den Opfern von Gewalt freistellt, ob und inwieweit sie die Täter*innen zu ihren eigenen Gunsten und ihrem eigenen inneren Frieden – wir betonen das Adjektiv »eigen« – entschulden.

Respekt vor der Intimität

Damit einhergehen muss der dritte Aspekt der Traumawürdigung, der Respekt vor der Intimität der Opfer. Die Schutzgrenzen des Intimen Raums der traumatisierten Opfer sind zumeist verletzt und durchbrochen worden. Umso wichtiger ist es, dass die Forderung nach Enttabuisierung nicht missverstanden wird als Entblößung oder Öffentlichkeitszwang. Jedes Gewaltopfer, jeder traumatisierte Mensch hat das Recht, sich mitzuteilen oder zu schweigen, zu entscheiden, wem und in welcher Form er sich mitteilt. Opfer müssen die Wahl haben.

Neue würdigende Beziehungserfahrungen

Der vierte Aspekt der Traumawürdigung besteht darin, dass Traumawürdigung immer ein Beziehungsangebot beinhaltet. Gewaltopfer und andere Menschen mit traumatischen Erfahrungen brauchen würdigende Begegnungen, statt alleingelassen zu werden und sich alleingelassen fühlen zu müssen. Zumeist – und immer bei (sexualisierter) Gewalt – ist eine traumatische Erfahrung eine Beziehungserfahrung. Diese Beziehungserfahrung ist entwürdigend. Beziehungsentwürdigungen brauchen neue Beziehungserfahrungen, neue würdigende Beziehungserfahrungen.

Unterstützung beim Aufrichten

Traumatische Erfahrungen sind erniedrigend. Traumawürdigung beinhaltet deshalb fünftens Unterstützung beim Aufrichten. Dies beinhaltet, sich körperlich aufrichten zu können und sich selbst zu spüren, sich selbst mit der Vielfalt der körperlichen Möglichkeiten zu erheben, den Blick und die Stimme zu heben … Dies umfasst aber auch ein seelisches und ein soziales Aufrichten. Vor allem (sexuelle) Gewalt beeinträchtigt, verstört und zerstört manchmal das Selbstbewusstsein. Würdigende Hilfe beinhaltet deswegen auch Unterstützung beim Aufrichten des Selbstbewusstseins und Selbstwertgefühls.

Sicherer Boden

Wer sich wieder erheben möchte, wer sich aufrichten will, braucht dafür einen Boden. Das Erleben einer traumatischen Erfahrung beinhaltet ja eine existenzielle Bedrohung, die einem Menschen, zumindest im Traumaereignis, den Boden unter den Füßen weggezogen hat. Für viele Opfer ist im Traumaerleben der Boden brüchig geworden. Sich auf diesem brüchigen Boden zu bewegen und zu halten, bedeutet in der Folgezeit eine enorme Anstrengung bis hin zum Lebensgefühl der Überforderung. Alles, was den Boden festigt oder die »Bruchstelle« überbrückt bzw. eine Brücke von einem Menschen zum anderen baut, einen neuen Boden schafft und einen sicheren Boden unterstützt, ist gut im Sinne der Traumawürdigung.

Einzigartigkeit würdigen

Schließlich ist es wichtig, in den entwürdigten Opfern traumatisierender Erfahrungen Menschen in ihrer jeweils ausgeprägten Einzigartigkeit zu sehen. In all ihrer Widersprüchlichkeit und Unterschiedlichkeit. Sie sind Opfer einer Gewalterfahrung und es ist wichtig, dass sie als Opfer gesehen werden und so Parteilichkeit und andere Unterstützung erfahren können. Aber sie sind nicht nur Opfer, sie haben den Anspruch und das Recht, als diejenigen Individuen gesehen zu werden, die sie sind: lebendige Persönlichkeiten mit ihren ganz eigenen, vielen Ressourcen und Fähigkeiten, die sie geschützt haben und die ihnen geholfen haben und helfen, ihre leidvollen Erfahrungen zu bewältigen und ihr Leben zu meistern. Ihnen gebührt unsere Hochachtung.

99 Was sind die Wunder des Überlebens?

Die große Mehrheit der Menschen, die ein Trauma erleben mussten, denen wir in unserer therapeutischen Praxis stellvertretend für viele traumatisierte Menschen begegnet sind, schaffen es danach, ein gutes Leben zu führen. Das schließt Leiden und viel Auf und Ab mit ein. Die Flucht aus der Realität oder andere spontane Traumareaktionen sind nicht nur menschlich-normal, sondern auch nützlich. Sie dienen dem Wunder des Überlebens. Vieles von dem, was oft als »Symptome« bezeichnet und damit pathologisiert wird, ist das Wunder der Rettung aus dem Unaushaltbaren. Auch, wenn Narben aus den Wunden zurückbleiben, gelingt es den meisten Menschen, ihre Kräfte so zu mobilisieren oder neue Kräfte zu entwickeln, die ein Bewältigen und Überleben möglich machen.

Traumatische Erfahrungen verletzen die Würde. Doch wir Menschen haben alle ein Würde-Ich, einen Würde-Kern in uns, einen spürbaren Ort, von dem aus wir spüren, ob wir gewürdigt oder entwürdigt werden, ein Kern, von dem aus wir in der Lage sind, für unsere Würde und für die Würde anderer Menschen einzutreten. Das Wunder des Überlebens besteht auch darin, dass dieses Würde-Ich, wenn es durch Traumata dazu gezwungen war, sich unsichtbar und unspürbar für den Menschen selbst zu machen oder sich bis in die hintersten Winkel des Inneren zurückzuziehen, durch solidarische Begleitung freigesetzt und geschützt werden und sein Wachstum unterstützt werden kann.

Zum Wunder des Überlebens gehört das Wunder der Würde-Begegnung. Traumatische Erfahrungen sind fast immer Beziehungserfahrungen und führen zu Beziehungsverstörungen. Doch Menschen mit Beziehungsverstörungen können neu Beziehungsvertrauen lernen. Würde-Begegnungen können nicht sofort, aber auf Zeit Alternativen zum »Alleinsein danach« schaffen und das Beziehungsvertrauen traumatisierter Menschen fördern.

Das Wunder des Überlebens wird zu einem Wunder des Aufrichtens. Ein Trauma zu bewältigen, bedeutet immer wieder aufs Neue darum zu ringen, sich weiterzuentwickeln, um den Körper zu spüren, um die Gefühle zu leben, um Begegnungen mit anderen Menschen wahrzunehmen und daraus Beziehungen zu entwickeln. Doch nicht nur dieses Ringen, dieser Kampf ums Überleben und Leben gehört zum Wunder des Aufrichtens, auch das Genießen. Traumabewältigung braucht die Faust des Kämpfens und die Rosen des Genusses. Sinnlichkeit, Musik, gutes Essen und gute Umgebungen, vertrauensvolle Gespräche, Anregungen durch Bilder und Objekte, kreative Erfahrungen, der Tanz der Würde und viele andere Ausdrucksformen des Genießens sind Teil dieses Prozesses. Aus dem Wunder des Überlebens kann das Wunder des Aufrichtens in Würde entstehen.

Service

Quellenangaben und ausgewählte Literatur

Baer, Udo: Traumatisierte Kinder sensibel begleiten – Basiswissen & Praxisideen. Weinheim 2018

Baer, Udo: Was hochbelastete Kinder brauchen. Praxishandbuch für die Begleitung und Betreuung. Stuttgart 2019

Baer, Udo: Männerwürde. Ein Handbuch. Freiburg 2021

Baer, Udo; Frick-Baer, Gabriele: Wie Kinder fühlen. Weinheim 2021

Baer, Udo; Frick-Baer, Gabriele: Das große Buch der Gefühle. Weinheim 2015

Baer, Udo; Frick-Baer, Gabriele: Kriegserbe in der Seele – Was Kindern und Enkeln der Kriegsgeneration wirklich hilft. Weinheim 2015

Baer, Udo; Frick-Baer, Gabriele: Flucht und Trauma – Wie wir traumatisierten Flüchtlingen wirksam helfen können. Gütersloh 2016

Baer, Udo; Frick-Baer, Gabriele: Wie Traumata in die nächste Generation wirken – Untersuchungen, Erfahrungen, therapeutische Hilfen. Berlin 2018

Baer, Udo; Frick-Baer, Gabriele: Deine Würde entscheidet – Finde den inneren Kompass für ein gutes Leben. Weinheim 2018

Beckrath-Wilking, Ulrike; Biberaher, Marlene et al.: Traumafachberatung, Traumatherapie & Traumapädagogik: Ein Handbuch zur Psychotraumatologie im beraterischen & pädagogischen Kontext. Paderborn 2013

Dilling, H.; Mombour. W; Schmidt, M. H. (Hrsg) Internationale Klassifikation psychischer Störungen. ICD-10 Kapitel V (F). Klinisch-diagnostische Leitlinien. Bern; Göttingen; Toronto; Seattle. 2019

Ende, Michael: Das Traumfresserchen. Stuttgart 2018

Fischer, G.; Riedesser, P.: Lehrbuch der Psychotraumatologie. München 2003

Frick-Baer, Gabriele: Trauma – Am schlimmsten ist das Alleinsein danach. Sexuelle Gewalt – wie die Zeit danach erlebt wird und was beim Heilen hilft. Neukirchen-Vluyn 2014

Frick-Baer, Gabriele: Kreative Traumatherapie: Aufrichten in Würde – Methoden und Modelle leiborientierter kreativer Traumatherapie. Neukirchen-Vluyn 2015

Hanswille, Reinert: Systemische Traumatherapie: Konzepte und Methoden für die Praxis. Augsburg 2022

Herman, J.: Die Narben der Gewalt. Traumatische Erfahrungen verstehen und überwinden. Paderborn 1997/2003

Huber, M.: Trauma und die Folgen. Trauma und Traumabehandlung, Band 1. Paderborn 2003

Khan, M. Masud: Selbsterfahrung in der Therapie. München 1969

Keilson, H.: Sequentielle Traumatisierung bei Kindern. Stuttgart 1979/2000

Kolk, B. A. van der; Mc Farlane, A. C.; Weisaeth, L. (Hg.): Traumatic Stress. Grundlagen und Behandlungsansätze. Paderborn 2000

Kolk, Bessel van der; Kierdorf, Theo et al: Verkörperter Schrecken: Traumaspuren in Gehirn, Geist und Körper und wie man sie heilen kann. Lichtenau 2015

Levine, Peter A.: Trauma und Gedächtnis: Die Spuren unserer Erinnerung in Körper und Gehirn – Wie wir traumatische Erfahrungen verstehen und verarbeiten. München 2016

Reddemann, Louise: Psychodynamisch Imaginative Traumatherapie: PITT® – Das Manual. Ein resilienzorientierter Ansatz in der Psychotraumatologie (Leben lernen). Stuttgart 2020

Reddemann, Louise; Dehner-Rau, Cornelia: Trauma verstehen, bearbeiten, überwinden: Ein Übungsbuch für Körper und Seele. Stuttgart 2020

Reich, Angelika: Kreative Traumatherapie mit Kindern und Jugendlichen: Übungen zur Verarbeitung von Belastungen und zur Ressourcenaktivierung. Stuttgart 2022

Sachsse, U. (Hrsg.): Traumazentrierte Psychotherapie. Theorie, Klinik und Praxis. Stuttgart, New York 2005

Shalev, A.; Yehuda, R.; McFarlane, A. F. (Ed.): International Handbook of Human Response to Trauma. New York 2000

Shapiro, Francine: EMDR – Grundlagen und Praxis: Handbuch zur Behandlung traumatisierter Menschen. Paderborn 2022

Stichwortverzeichnis

Empfehlungen von Gabriele Frick-Baer und Udo Baer

Noch mehr Beiträge zum Verständnis und Umgang mit traumatischen Erfahrungen finden Sie auf www.trauma-und-wuerde.de. Fragen der würdigenden Begleitung alter Menschen finden Sie auf www.alter-und-wuerde.de.

Alles rund um Kinder und Jugendliche veröffentlichen wir auf www.kinderwuerde-udo-baer.de.

Besuchen Sie auch gern unsere allgemeine Website www.baer-frick-baer.de. Dort finden Sie zum Beispiel Veröffentlichungen und Veranstaltungen.

Wenn Sie weitere Fragen haben oder/und kritische oder sonstige Rückmeldungen mitteilen wollen, schreiben Sie uns: info@baer-frick-baer.de.

Bibliografische Information der Deutschen Nationalbibliothek
Die Deutsche Nationalbibliothek verzeichnet diese Publikation in der Deutschen Nationalbibliografie; detaillierte bibliografische Daten sind im Internet über dnb.d-nb.de abrufbar.

Programmplanung: Celestina Filbrandt
Projektmanagement: Sabine Ilg
Redaktion: Anne Bleick

Umschlaggestaltung: © Thieme
Layout: CYCLUS · Visuelle Kommunikation, Stuttgart

Bildnachweis:
Autor*innenfotos: Frick-Baer; Baer

1. Auflage 2023

TRIAS Verlag in Georg Thieme Verlag KG
Rüdigerstraße 14, 70469 Stuttgart, Germany
www.trias-verlag.de

Printed in Germany

Satz: Fotosatz Buck, Kumhausen
Druck: AZ Druck und Datentechnik GmbH, Kempten

Gedruckt auf chlorfrei gebleichtem Papier

ISBN 978-3-432-11723-2 1 2 3 4 5 6

Auch erhältlich als E-Book:
eISBN (ePub) 978-3-432-11724-9

TRIAS, einer der führenden Ratgeberverlage im Bereich Gesundheit, gehört zur Thieme Gruppe, marktführender Anbieter medizinischer Fachinformationen und Services. Anspruch der Thieme Gruppe ist es, den im Gesundheitswesen tätigen Berufsgruppen sowie allen an Gesundheit Interessierten genau die Informationen und Angebote bereitzustellen, die sie in einer bestimmten Arbeitssituation oder Lebensphase benötigen. Durch die hohe Qualität und zielgruppenspezifische Relevanz der angebotenen Leistungen bereitet Thieme den Weg für eine bessere Medizin und mehr Gesundheit im Leben.

Energiegeladen & **selbstbewusst**

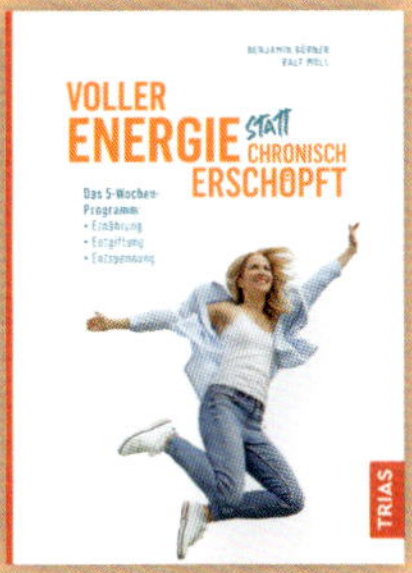

Benjamin Börner/Ralf Moll
Voller Energie statt chronisch erschöpft

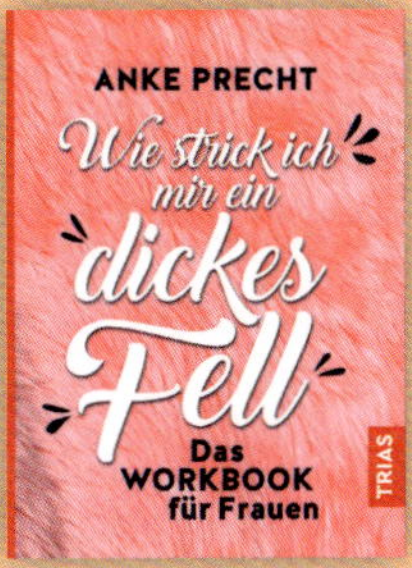

Anke Precht
Wie strick ich mir ein dickes Fell

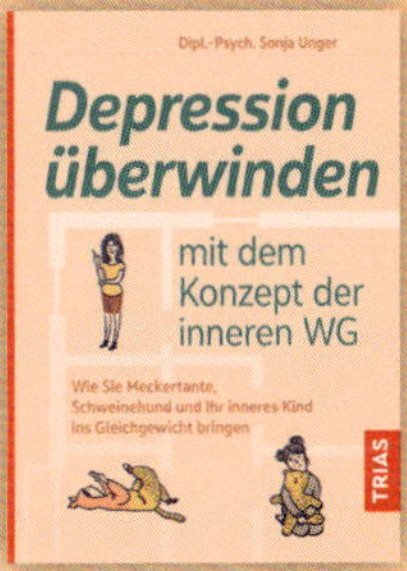

Sonja Unger
Depression überwinden mit dem Konzept der inneren WG

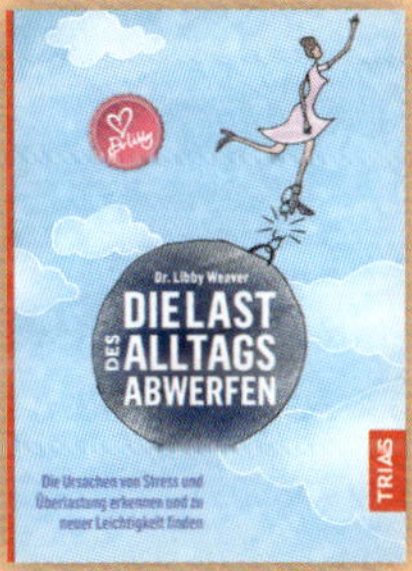

Libby Weaver
Die Last des Alltags abwerfen

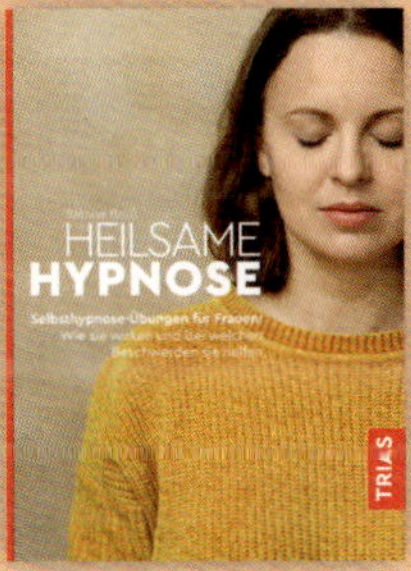

Sabine Brüß
Heilsame Hypnose

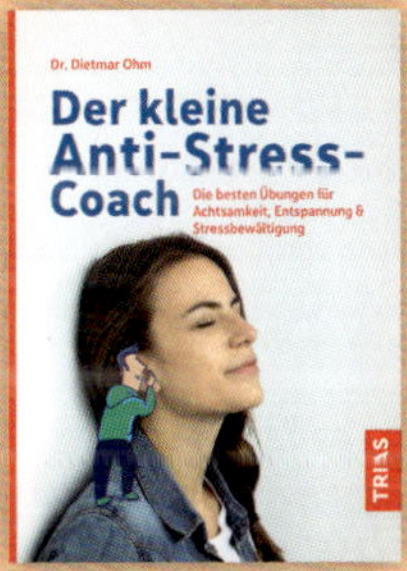

Dietmar Ohm
Der kleine Anti-Stress-Coach

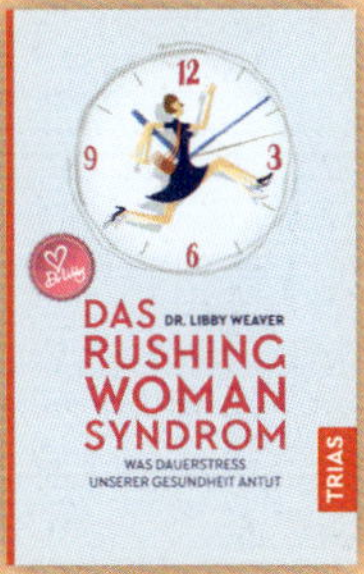

Libby Weaver
Das Rushing Woman Syndrom

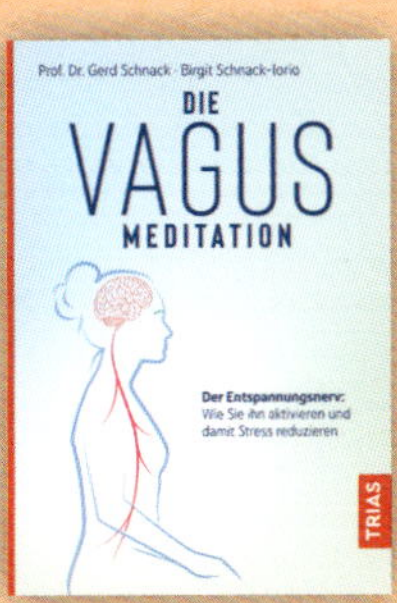

Gerd Schnack/
Birgit Schnack-Iorio
Die Vagus-Meditation

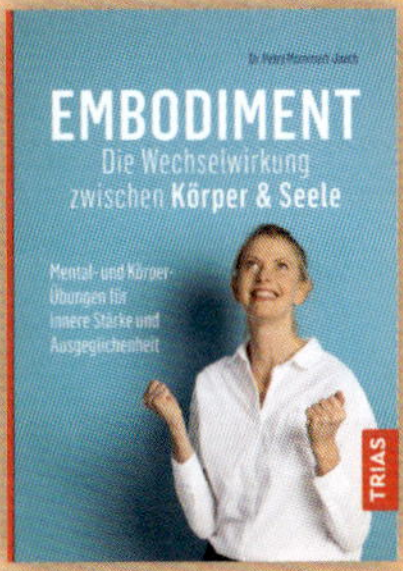

Petra Mommert-Jauch
Embodiment

TRIAS

Auch erhältlich als E-Book!

Mehr Bücher finden Sie hier:
www.trias-verlag.de